全国高等医药院校药学类实验教材

药物分析实验

（第二版）

主　编　孙立新
副主编　许华容
编　者　（以姓氏笔画为序）

于　淼（沈阳药科大学）

王　彦（上海交通大学）

王　新（辽宁大学）

尹艺迪（沈阳药科大学）

齐　艳（大连医科大学）

许华容（沈阳药科大学）

孙立新（沈阳药科大学）

李　倩（哈尔滨医科大学）

高金薇（沈阳医学院）

高晓霞（山西大学）

戴　平（桂林医学院）

中国健康传媒集团
中国医药科技出版社

内 容 提 要

　　本教材是"全国高等医药院校药学类实验教材"之一，根据药物分析实验教学大概的基本要求和课程特点编写而成，旨在培养学生创新思维和实践能力。全书分为基础知识、验证性实验、综合性实验、设计性实验、开放性实验、体内药物分析、虚拟仿真实验和相关指导原则 8 个部分，共 35 个实验。

　　本书可供全国普通高等医药院校药学类专业教学使用，也可作为医药行业培训的参考用书。

图书在版编目（CIP）数据

药物分析实验/孙立新主编．—2 版．—北京：中国医药科技出版社，2022.11

全国高等医药院校药学类实验教材

ISBN 978 - 7 - 5214 - 3481 - 1

Ⅰ．①药…　Ⅱ．①孙…　Ⅲ．①药物分析 - 实验 - 医学院校 - 教材　Ⅳ．①R917 - 33

中国版本图书馆 CIP 数据核字（2022）第 203353 号

美术编辑　陈君杞
版式设计　友全图文

出版　**中国健康传媒集团**｜中国医药科技出版社

地址　北京市海淀区文慧园北路甲 22 号

邮编　100082

电话　发行：010 - 62227427　邮购：010 - 62236938

网址　www. cmstp. com

规格　787 × 1092 mm $\frac{1}{16}$

印张　10 $\frac{1}{4}$

字数　325 千字

初版　2012 年 10 月第 1 版

版次　2022 年 11 月第 2 版

印次　2022 年 11 月第 1 次印刷

印刷　廊坊市海玉印刷有限公司

经销　全国各地新华书店

书号　ISBN 978 - 7 - 5214 - 3481 - 1

定价　**39.00 元**

获取新书信息、投稿、为图书纠错，请扫码联系我们。

第一版　前　言

　　药物分析是利用分析测定手段，发展药物的分析方法，研究药物的质量规律，对药物进行全面检验与控制的科学，也是医药院校相关专业的一门专业课程，药物分析实验是药物分析课程中最重要的组成部分。

　　本书是高等医药院校药学类实验教材之一，由七个部分组成，包括基础知识、验证性实验、综合性实验、设计性实验、开放性实验、体内药物分析和相关指导原则。通过实验教学扎实系统地学习中国药典常用分析方法的基本原理和实验技术，使学生进一步树立起药品质量的观念，熟练掌握药物分析中包括样品处理、药物鉴别、杂质检查和含量测定等各项实验技能以及常用分析仪器的正确使用方法，培养学生严谨的科学态度和规范的试验操作，从而能熟练地借助药典完成药品质量检验工作，并初步具有能依据药物的理化性质建立分析方法的能力。

　　本书主要依据《中华人民共和国药典》（2010 年版）收载的内容而编写，从中选出较为典型的药物及常用分析方法，但因其收载的分析方法以色谱法居多，为了使学生对分析方法掌握得更全面，使教材具有更广泛的通用性，保留了一些较为经典的分析方法，如双波长－紫外分光光度法、容量分析法测定复方乙酰水杨酸片等。本实验教材讲述的分析方法包括典型的容量分析法、紫外－可见分光光度法、荧光分光光度法、薄层色谱法、高效液相色谱法、气相色谱法、高效液相色谱－质谱法和气相色谱－质谱法等；分析样本包括化学原料药及其制剂、药用辅料、中药及其制剂、生物样品等；实验类型包括验证性实验、综合性实验、设计性实验和开放性实验。

　　本书是沈阳药科大学药物分析教研室及兄弟院校在药物分析教学经验积累的基础上，参照相关药典标准和有关文献编写而成。由沈阳药科大学孙立新教授主编，毕开顺教授主审。参与编写的有沈阳药科大学陈晓辉、李清和赵云丽、上海交通大学王彦、泰山医学院齐永秀、哈尔滨医科大学李倩、山西大学高晓霞、桂林医学院戴平、大连医科大学齐艳。

　　本书在编写过程中，得到有关院校领导的关怀与支持，在此一并表示衷心的感谢！由于编者的水平和能力有限，书中难免有错漏之处，恳请广大读者批评指正。

编　者

2012 年 7 月

第二版 前 言

实验教学是药物分析课程的重要组成部分，是培养学生创新思维和实践能力的重要途径。随着我国医药事业的发展，《中华人民共和国药典》（2020 版）的修订与执行，药品注册审批和生产管理相关政策的完善，药物分析教学内容需要随之调整，有必要对第一版《药物分析实验》进行修订。

修订后的《药物分析实验》是在第一版七个部分（基础知识、验证性实验、综合性实验、设计性实验、开放性实验、体内药物分析和相关指导原则）基础上增加了虚拟仿真实验部分，选取"虚拟机学习液相色谱－质谱联用技术测定样品中利血平的含量"为虚拟仿真实验项目，学生在开放、自主、交互的虚拟环境中开展高效、安全且经济的实验项目，弥补高效液相色谱－质谱仪价格昂贵、日常维护困难等不良因素，达到真实实验不具备或难以实现的教学效果。另外，本教材依据《中华人民共和国药典》（2020 版）和相关文献，对第一版进行了增删和修订，使教材内容更加具有系统性、实用性和创新性。

本教材由沈阳药科大学孙立新担任主编，许华容担任副主编。参与编写的教师有沈阳药科大学于淼和尹艺迪、上海交通大学王彦、哈尔滨医科大学李倩、山西大学高晓霞、桂林医学院戴平、大连医科大学齐艳、沈阳医学院高金薇、辽宁大学王新。

本教材在修订编写过程中，得到了沈阳药科大学和相关院校领导的支持和指导，编者在此深表谢意。

由于编者的知识和能力所限，教材中难免存在疏漏之处，恳请广大读者批评指正。

编 者
2022 年 7 月

目 录

第一部分 基础知识

第一节 药物分析实验记录与报告

一、目的要求

1. 掌握 药物分析实验记录与报告书写原则。

2. 熟悉 药物分析实验记录、药品检验报告书书写细则。

二、药物分析实验记录

实验记录是出具检验报告书的依据，是进行科学研究和技术总结的原始资料；为保证药品检验工作的科学性和规范化，检验记录必须做到：记录原始、真实，内容完整、齐全，书写清晰、整洁。

（一）实验记录的基本要求

1. 原始实验记录应采用统一印制的活页记录纸和各类专用检验记录表格，并用蓝黑墨水或碳素笔书写（显微绘图可用铅笔）。用计算机打印的数据与图谱应剪贴于记录上的适宜处，并有操作者签名；如用热敏纸打印的数据，为防止日久褪色难以识别，应以蓝黑墨水或碳素笔将主要数据记录于记录纸上。

2. 检验人员在检验前，应注意检品标签与所填检验卡的内容是否相符，逐一查对检品的编号、品名、规格、批号和效期，生产单位或产地，检验目的和收检日期，以及样品的数量和封装情况等。并将样品的编号与品名记录于检验记录纸上。

3. 实验记录中，应先写明检验的依据。凡按《中华人民共和国药典》（以下简称《中国药典》）和国家药品标准，或国外药典检验者，应列出标准名称、版本和页数；凡按送验者所附检验资料或有关文献检验者，应先检查其是否符合要求，并将前述有关资料的影印件附于检验记录之后，或标明归档编码。

4. 实验过程中，可按检验顺序依次记录各检验项目，内容包括：项目名称、检验日期、操作方法（如果是完全按照检验依据中所收载方法，可简略扼要叙述；但如稍有修改，则应将改变部分全部记录）、实验条件（如实验温度、仪器名称型号和校正情况等）、观察到的现象（不要照抄标准，应简要记录检验过程中观察到的真实情况；遇有反常的现象，则应详细记录，并鲜明标出，以便进一步研究）、实验数据、计算和结果判断等，均应及时、完整地记录，严禁事后补记或转抄。如发现记录有误，可用单线划去并保持原有的字迹可辨，不得擦抹涂改，并应在修改处签名或盖章，以示负责。检验或实验结果，无论成败（包括必要的复试），均应详细记录、保存。对废弃的数据或失败的实验，应及时分析其可能的原因，并在原始记录上注明。

5. 实验中使用的标准品或对照品，应记录其来源、批号和使用前的处理；用于含量（或效价）测定的，应注明其含量（或效价）和干燥失重（或水分）。

6. 每个检验项目均应写明标准中规定的限度或范围，根据检验结果得出单项结论（符合规定或不符合规定），并签署检验者的姓名。

7. 在整个检验工作完成之后，应将实验记录逐页编号，根据各项检验结果认真填写检验卡，并对本检品作出明确的结论。检验人员签名后，经主管药师或室主任指定的人员对所采用的标准、内容的完整性，以及计算结果和判断无误等，进行校核并签名；再经室主任审核后，连同检验卡一并送业务技术科（室）审核。

（二）对每个检验项目记录的要求

检验记录中，可按实验的先后，依次记录各检验项目，不强求与标准上的顺序一致。项目名称应按药品标准规范书写，不得采用习用语，如将片剂的"重量差异"记成"片重差异"，或将"崩解时限"写成"崩解度"等。最后应对该项目的检验结果给出明确的单项结论。现对一些常见项目的记录内容提出下述的最低要求（即必不可少的记录内容），检验人员可根据实际情况酌情增加，多记不限。多批号供试品同时进行检验时，如结果相同，可只详细记录一个编号（或批号）的情况，其余编号（或批号）可记为同编号（批号）××××××的情况与结论；遇有结果不同时，则应分别记录。

1. 性状

（1）外观性状　原料药应根据检验中观察到的情况如实描述药品的外观，不可照抄标准上的规定。如标准规定其外观为"白色或类白色的结晶或结晶性粉末"，可依观察结果记录为"白色结晶性粉末"。标准中的臭、味和引湿性（或风化性）等，一般可不予记录，但遇异常时，应详细描述。

制剂应描述供试品的颜色和外形，如：本品为白色片；本品为糖衣片，除去糖衣后显白色；本品为无色澄明的液体。外观性状符合规定者，也应作记录，不可只记录"符合规定"这一结论；对外观异常者（如变色、异臭、潮解、碎片、花斑等）要详细描述。中药材应详细描述药材的外形、大小、色泽、外表面、质地、断面、气味等。

（2）溶解度　一般不作为必须检验的项目；但遇有异常需进行此项检查时，应详细记录供试品的称量、溶剂及其用量、温度和溶解时的情况等。

（3）相对密度　记录采用的方法（比重瓶法或韦氏比重秤法）、测定时的温度、测定值或各项称量数据、计算式与结果。

（4）熔点　记录采用第×法，仪器型号或标准温度计的编号及其校正值，除硅油外的传温液名称，升温速度；供试品的干燥条件，初熔及全熔时的温度（估计读数到 $0.1℃$），熔融时是否有同时分解或异常的情况等。每一供试品应至少测定 2 次，取其平均值，并加温度计的校正值；遇有异常结果时，可选用正常的同一药品再次进行测定，记录其结果并进行比较，再得出单项结论。

（5）旋光度　记录仪器型号、测定时的温度、供试品的称量及其干燥失重或水分、供试液的配制、旋光管的长度、零点（或停点）和供试液旋光度的测定值各 3 次的读数、平均值以及比旋度的计算等。

（6）折光率　记录仪器型号、温度、校正用物，3 次测定值，取平均值报告。

（7）吸收系数　记录仪器型号与狭缝宽度，供试品的称量（平行试验 2 份）及其干燥失重或水分，溶剂名称与检查结果，供试液的溶解稀释过程，测定波长（必要时应附波长校正和空白吸收度）与吸收度值（或附仪器自动打印记录），以及计算式与结果等。

（8）酸值（皂化值、羟值或碘值）　记录供试品的称量（除酸值外，均应作平行试验 2 份），各种滴定液的名称及其浓度（mol/L），消耗滴定液的毫升数，空白试验消耗滴定液的毫升数，计算式与结果。

2. 鉴别

（1）显微鉴别　除用文字详细描述组织特征外，可根据需要用 HB、4H 或 6H 铅笔绘制简图，并标出各特征组织的名称；必要时可用对照药材进行对比鉴别并记录。对中药材，必要时可绘出横（或纵）切面图及粉末的特征组织图，测量其长度，并进行统计；中成药粉末的特征组织图中，应着重描述特殊的组织细胞和含有物，如未能检出某应有药味的特征组织，应注明"未检出××"；如检出不应有的某药味，则应画出其显微特征图，并注明"检出不应有的××"。

（2）呈色反应或沉淀反应　记录简要的操作过程，供试品的取用量，所加试剂的名称与用量，反应结果（包括生成物的颜色、气体的产生或异臭、沉淀物的颜色或沉淀物的溶解等）。采用药典附录中未收载的试液时，应记录其配制方法或出处。多批号供试品同时进行检验时，如结果相同，可只详细记录一个批号的情况，其余批号可记为同编号×××××的情况与结论；遇有结果不同时，则应分别记录。

（3）薄层色谱（或纸色谱）　记录室温及湿度，薄层板所用的吸附剂（或层析纸的预处理），供试品的预处理，供试液与对照液的配制及其点样量，展开剂、展开距离、显色剂、色谱示意图；必要时，计算出 R_f 值。

（4）气（液）相色谱　如为引用检查或含量测定项下所得的色谱数据，记录可以简略；但应注明检查（或含量测定）项记录的页码。

（5）紫外 – 可见吸收光谱特征　同吸收系数项下的要求。

（6）红外光吸收图谱　记录仪器型号，环境温度与湿度，供试品的预处理和试样的制备方法，对照图谱的来源（或对照品的图谱），并附供试品的红外光吸收图谱。

（7）离子反应　记录供试品的取样量、简要的试验过程、观察到的现象及结论。

3. 检查

（1）结晶度　记录偏光显微镜的型号及所用倍数，观察结果。

（2）含氟量　记录氟对照溶液的浓度，供试品的称量（平行试验 2 份），供试品溶液的制备，对照溶液与供试品溶液的吸收度，计算结果。

（3）含氮量　记录采用氮测定法第×法、供试品的称量（平行试验 2 份）、硫酸滴定液的浓度（mol/L）、样品与空白试验消耗滴定液的毫升数、计算式与结果。

（4）pH 值　包括原料药与制剂采用 pH 值检查的"酸度、碱度或酸碱度"。记录仪器型号、室温、定位用标准缓冲液的名称、校准用标准缓冲液的名称及其校准结果、供试品溶液的制备及测定结果。

（5）溶液的澄清度与颜色　　记录供试品溶液的制备、浊度标准液的级号、标准比色液的色调与色号或所用分光光度计的型号和测定波长、比较（或测定）结果。

（6）氯化物（或硫酸盐）　　记录标准溶液的浓度和用量、供试品溶液的制备、比较结果，必要时应记录供试品溶液的前处理方法。

（7）干燥失重　　记录分析天平的型号、干燥条件（包括温度、真空度、干燥剂名称、干燥时间等）、各次称量（失重为1%以上者应做平行试验2份）及恒重数据（包括空称量瓶重及其恒重值、取样量、干燥后的恒重值）及计算等。

（8）水分　①费休氏法：记录实验室的湿度、供试品的称量（平行试验3份）、消耗费休氏试液的毫升数、费休氏试液标定的原始数据（平行试验3份）、计算式与结果，以平均值报告。②甲苯法：记录供试品的称量、出水量、计算结果，并应注明甲苯用水饱和的过程。

（9）炽灼残渣（或灰分）　　记录炽灼温度、空坩埚恒重值、供试品的称量、炽灼后残渣与坩埚的恒重值、计算结果。

（10）重金属（或铁盐）　　记录采用的方法，供试液的制备，标准溶液的浓度和用量，比较结果。

（11）砷盐（或硫化物）　　记录采用的方法、供试液的制备、标准溶液的浓度和用量、比较结果。

（12）异常毒性　　记录小鼠的品系、体重和性别，供试品溶液的配制及其浓度、给药途径及其剂量，静脉给药时的注射速度，实验小鼠在48小时内的死亡数，结果判断。

（13）热原　　记录饲养室及实验室温度、家兔的体重与性别、每一家兔正常体温的测定值与计算、供试品溶液的配制（包括稀释过程和所用的溶剂）与浓度、每1kg体重的给药剂量及每一家兔的注射量、注射后3小时内每1小时的体温测定值，计算每一家兔的升温值，结果判断。

（14）降压物质　　记录组胺对照品溶液及其稀释液的配制，供试品溶液的配制，实验动物的种类（猫或狗）、性别和体重，麻醉剂的名称及剂量，抗凝剂的名称及用量，记录血压的仪器名称及型号，动物的基础血压，动物灵敏度的测定，供试品溶液及对照品稀释液的注入体积，测量值与结果判断。并附记录血压的完整图谱。

（15）升压物质　　记录标准品溶液及其稀释液与供试品溶液的配制，雄性大鼠的品系及体重，麻醉剂的名称及用法用量，肝素溶液的用量，交感神经阻断药的名称及用量，记录血压的仪器名称及型号，动物的基础血压，标准品稀释液和供试品溶液的注入体积、测量值与结果判断，并附记录血压的完整图谱。

（16）无菌　　记录培养基的名称和批号，对照用菌液的名称，供试品溶液的配制及其预处理方法，供试品溶液的接种量、培养温度、培养期间逐日观察的结果（包括阳性管的生长情况），结果判断。

（17）原子吸收分光光度法　　记录仪器型号和光源，仪器的工作条件（如波长、狭缝、光源灯电流、火焰类型和火焰状态），对照溶液与供试品溶液的配制（平行试验各2份），每一溶液各3次的读数，计算。

（18）乙醇量测定法　记录仪器型号，载体和内标物的名称，柱温，系统适用性试验（理论板数、分离度和校正因子的变异系数），标准溶液与供试品溶液的制备（平行试验各 2 份）及其连续 3 次进样的测定结果，求平均值，并附色谱图。

（19）片剂或滴丸剂的重量差异　记录 20 片（或丸）的总重量及其平均片（丸）重、限度范围、每片（丸）的重量、超过限度的片数，结果判断。

（20）崩解时限　记录仪器型号、介质名称和温度、是否加档板、在规定时限（注明标准中规定的时限）内的崩解或残存情况，结果判断。

（21）含量均匀度　记录供试品溶液（必要时，加记对照溶液）的制备方法、仪器型号、测定条件及各测量值，计算，结果判断。

（22）溶出度（或释放度）　记录仪器型号、采用的方法、转速、介质名称及其用量、取样时间、限度（Q）、测得的各项数据（包括供试溶液的稀释倍数和对照溶液的配制），计算结果与判断。

（23）注射液的澄明度　记录检查的总支（瓶）数、观察到的异物名称和数量、不合格的支（瓶）数，结果判断（保留不合格的检品作为留样，以供复查）。

（24）大输液的不溶性微粒　记录澄明度检查是否符合规定、微孔滤膜和净化水的检查结果、供试品（25ml）的二次检查结果（$\geq 10 \mu m$ 及 $\geq 25 \mu m$ 的微粒数）及平均值，计算，结果判断。

（25）颗粒剂的粒度　记录供试品的取样量，不能通过一号筛和能通过四号筛的颗粒和粉末的总量，计算结果与判断。

（26）微生物限度　记录供试液的制备方法（含预处理方法）后，再分别记录：细菌数记录各培养皿中各稀释度的菌落数、空白对照平皿中有无细菌生长，计算，结果判断；霉菌数和酵母菌数分别记录霉菌及酵母菌在各培养皿中各稀释度的菌落数、空白对照平皿中有无霉菌或酵母菌生长，计算，结果判断；控制菌记录供试品溶液与阳性对照菌增菌培养的条件及结果，分离培养时所用的培养基、培养条件和培养结果（菌落形态），纯培养所用的培养基和革兰染色镜检结果，生化试验的项目名称及结果，结果判断；必要时，应记录疑似菌进一步鉴定的详细条件和结果。

4. 浸出物　记录供试品的称量（平行试验 2 份），溶媒，蒸发皿的恒重，浸出物重量，计算结果。

5. 含量测定

（1）容量分析法　记录供试品的称量（平行试验 2 份），简要的操作过程，指示剂的名称，滴定液的名称及其浓度（mol/L），消耗滴定液的毫升数，空白试验的数据，计算式与结果。电位滴定法应记录采用的电极；非水滴定要记录室温；用于原料药的含量测定时，所用的滴定管与移液管均应记录其校正值。

（2）重量分析法　记录供试品的称量（平行试验 2 份），简要的操作方法，干燥或灼烧的温度，滤器（或坩埚）的恒重值，沉淀物或残渣的恒重值，计算式与结果。

（3）紫外分光光度法　记录仪器型号，检查溶剂是否符合要求的数据，吸收池的配对情况，供试品与对照品的称量（平行试验 2 份）及其溶解和稀释情况，核对供试品溶液的最大吸收峰波长是否正确，狭缝宽度，测定波长及其吸收度值（或附仪器自动打印记录），计算式及结果。必要时应记录仪器的波长校正情况。

（4）薄层扫描法　除应记录薄层色谱的有关内容外，尚应记录薄层扫描仪的型号、扫描方式、供试品和对照品的称量（平行试验 2 份），测定值，结果计算。

（5）气相色谱法　记录仪器型号，检测器及其灵敏度，色谱柱长与内径，柱填料与固定相，载气和流速，柱温，进样口与检测器的温度，内标溶液，供试品的预处理，供试品与对照品的称量（平行试验 2 份）和配制过程，进样量，测定数据，计算式与结果；并附色谱图。标准中如规定有系统适用性试验者，应记录该试验的数据（如理论板数，分离度，校正因子的相对标准偏差等）。

（6）高效液相色谱法　记录仪器型号，检测波长，色谱柱与柱温，流动相与流速，内标溶液，供试品与对照品的称量（平行试验 2 份）和溶液的配制过程，进样量，测定数据，计算式与结果；并附色谱图。如标准中规定有系统适用性试验者，应记录该试验的数据（如理论板数、分离度、校正因子的相对标准偏差等）。

（7）氨基酸分析　除应记录高效液相色谱法的内容外，尚应记录梯度洗脱的情况。

（8）抗生素微生物检定法　应记录试验菌的名称，培养基的编号、批号及其 pH 值，灭菌缓冲液的名称及 pH 值，标准品的来源、批号及其纯度或效价，供试品及标准品的称量（平行试验 2 份），溶解及稀释步骤和核对人，高低剂量的设定，抑菌圈测量数据（当用游标卡尺测量直径时，应将测得的数据以框图方式顺双碟数记录；当用抑菌圈测量仪测量面积或直径时，应记录测量仪器的名称及型号，并将打印数据贴附于记录上），计算式与结果，可靠性测验与可信限率的计算。

三、药物分析实验报告

药物分析实验报告是对药品质量做出的技术鉴定。如果是药品检验报告书则是具有法律效力的技术文件；药检人员应本着严肃负责的态度，根据检验记录，认真填写"检验卡"，经逐级审核后，由相关领导签发"药品检验报告书"。要求做到：依据准确，数据无误，结论明确，文字简洁，书写清晰，格式规范；每一张药品检验报告书只针对一个批号。

1. 药品检验报告书与检验卡的定义和规范名称　药品检验报告书指药品检验机构对外出具对某一药品检验结果的正式凭证。检验卡指药品检验机构内部留存的检验报告书底稿。药品检验报告书和检验卡均应在"药品检验报告书"和"检验卡"字样之前冠以药品检验机构的全称。进口药品检验报告书和检验卡也应在"进口药品检验报告书"和"进口药品检验卡"字样之前冠以药品检验机构的全称。

2. 药品检验报告书填写说明

（1）报告书编号　为 8 位数字，前 4 位为年号，后 4 位为流水号，如：19970009。必要时，可在年号之后增加检品的分类代码。

（2）检品名称　应按药品包装上的品名（中文名或外文名）填写；品名如为商品名，应在商品名之后加括号注明法定名称。

国产药品的法定名即质量标准规定的名称；进口药品的法定名按国家药品监督管理局核发的《进口药品注册证》上的名称书写。

（3）剂型　按检品的实际剂型填写，如片剂、胶囊剂、注射剂等。

（4）规格　按质量标准规定填写。如原料药填"原料药（供口服用）"或"原料药（供注射用）"等；片剂或胶囊剂填"××mg"或"0.×g"等；注射液或滴眼剂填"×ml：××mg"等；软膏剂填"×g：××mg"等；没有规格的填"/"。

国别、厂名、生产单位或产地："产地"仅适用于药材，其余均按药品包装实样填写。

（5）包装　进口原料药的包装系指与药品接触的包装容器，如"纤维桶"或"铝听"等；国产原料药则指收检样品的包装，如"玻瓶分装"或"塑料袋"等。制剂包装应填药品的最小原包装的包装容器，如"塑料瓶"或"铝塑板及纸盒"等。

（6）批号　按药品包装实样上的批号填写。

（7）有效期　进口药品按药品包装所示填写，国内药品按药品包装所示填写有效期。

（8）注册证号　按国家药品监督管理局核发的《进口药品注册证》或有关进口药品批文的编号填写。

（9）合同号码　按进口合同上的合同号填写。

（10）报验单位或供样单位　均指检品的直接提供者，应写单位的全称。

（11）报验数量　指检品所代表该批报验药品的总量。

（12）抽样数量或检品数量　均按收到检品的包装数乘以原包装规格填写，如"3瓶×50片/瓶""1听×500g/听"等；如系从原包装中抽取一定量的原料药，可填写具体的样品量，并加注"玻瓶分装"。

（13）检验目的　国内检品填写"抽验""委托检验""复核检验""审核检验""仲裁检验"或"出口检验"。已获国家药品监督管理局核发《进口药品注册证》或批件的进口药品，填"进口检验"；进口小样检验填"（进口）委托检验"；为申请《进口药品注册证》而对质量标准进行复核的填"（进口药品质量标准）复核检验"。其中除"进口检验"发给"进口药品检验报告书"外，其余均按国内药品发给"药品检验报告书"。已进入国内市场的进口药品，若属监督抽验，则按国内检品对待。

（14）检验项目　有"全检""部分检验"或"单项检验"。"单项检验"应直接填写检验项目名称，如"热原"或"无菌"等。

（15）检验依据　进口药品必须按照国家药品监督管理局颁发的《进口药品注册证》载明的质量标准检验，并按照《进口药品注册证》注明标准编号。

国产药品按药品监督管理部门批准的质量标准检验。已成册的质量标准应写明标准名称、版本和部、册等，如：《中华人民共和国药典》（2020年版）二部、《生物制品检验技术操作规范》（2019年版）等。单页的质量标准应写出标准名和标准编号，如"国家药品监督管理局标准（试行）WS－135（X－119）－2000"等。

（16）收检日期　按收到检品的年、月、日填写。

（17）报告日期　为药品检验机构负责人审定签发报告书的日期。

（18）药品检验报告书中检验项目的编排与格式　报告书中检验项目的编排和格式，应与检验卡完全一致。

表头之下的首行，横向列出"检验项目""标准规定"和"检验结果"三个栏目。"检验项目"下，按质量标准列出［性状］、［鉴别］、［检查］与［含量测定］等大项目；大项目名称需添加方括号。每一个大项下所包含的具体检验项目名称和排列顺序应按质量标准上的顺序书写。

3. 药品检验报告书中各检测项目的书写要求

（1）性状　外观性状：在"标准规定"下，按质量标准内容书写。"检验结果"下，合格的写"符合规定"，必要时可按实况描述；不合格的，应先写出不符合标准规定之处，再加写"不符合规定"。

熔点、比旋度或吸收系数等物理常数：在"标准规定"下，按质量标准内容书写。在"检验结果"下，写实测数值；不合格的应在数据之后加写"不符合规定"。

（2）鉴别　常由一组试验组成，应将质量标准中鉴别项下的试验序号（1）（2）等列在"检验项目"栏下。每一序号之后应加注检验方法简称，如化学反应、薄层色谱、高效液相色谱、紫外光谱、红外光谱、显微特征等。

凡属显色或沉淀反应的，在"标准规定"下写"应呈正反应"；"检验结果"下根据实际反应情况写"呈正反应"或"不呈正反应，不符合规定"。

若鉴别试验采用分光光度法或薄层色谱法，在"标准规定"下按质量标准内容，用简洁的文字书写；"检验结果"下列出具体数据，或写"与对照图谱一致（或不一致）"或"与对照品相同（或不同）"。

（3）检查　pH值、水分、干燥失重、炽灼残渣或相对密度：若质量标准中有明确数值要求的，应在"标准规定"下写出。在"检验结果"下写实测数值（但炽灼残渣小于0.1%时，应写"符合规定"）；实测数值超出规定范围时，应在数值之后加写"不符合规定"。

有关物质、硫酸盐、铁盐、重金属、砷盐、铵盐、氯化物、碘化物、澄明度、澄清度、溶液颜色、酸碱度、易炭化物、重量差异、崩解时限、含量均匀度、不溶性微粒、热原、异常毒性、降压物质、过敏试验或无菌：若质量标准中有明确数值要求的，应在"标准规定"下写出；但以文字说明为主，且不易用数字或简单的语言确切表达的，此项可写"应符合规定"。在"检验结果"下如测得有准确数值的，写实测数据，数据不符合标准规定时，应在数据之后加写"不符合规定"；如仅为限度，不能测得准确数值的，则写"符合规定"或"不符合规定"。文字叙述中不得夹入数学符号，如"不得过……"不能写成"≤……"，"百万分之十"不能写成"10ppm"等。

溶出度（或释放度）：在"标准规定"下写出具体限度，如"限度（Q）为标示含量的××%"或"不得低于标示含量的××%"。检验合格的，在"检验结果"下写"符合规定"；如不合格，应列出具体测定数据，并加写"不符合规定"。

微生物限度：检验合格的，在"标准规定"下写"应符合规定"，在"检验结果"下写"符合规定"；检验不合格的，在"标准规定"与"检验结果"下均应写具体。

（4）含量测定　在"标准规定"下，按质量标准的内容和格式书写；在"检验结果"下写出相应的实测数值，数值的有效位数应与质量标准中的要求一致。

4. 药品检验报告书的结论　内容应包括检验依据和检验结论。

（1）国内检品 全检合格，结论写"本品按×××检验，结果符合规定"。全检中只要有一项不符合规定，即判为不符合规定；结论写"本品按×××检验，结果不符合规定"。

如非全项检验，合格的写"本品按×××检验上述项目，结果符合规定"；如有一项不合格时，则写"本品按×××检验上述项目，结果不符合规定"。

（2）进口检验 除应包括检验依据和检验结论外，还应写明是否准予进口。

5. 检验报告书底稿的签名 检验者、校核者和各级审核者均应在检验卡（或报告书底稿）上签具姓名和经办日期（年、月、日）。

思考题

1. 药物分析实验记录的书写原则是什么？

2. 药品检验报告的书写原则是什么？

（许华容）

第二节 分析天平的操作规程

一、目的要求

1. 掌握 分析天平的使用方法。

2. 熟悉 用减量法和增量法称量样品。

二、原理

1. 天平是药物分析工作中最常使用的仪器之一，用于称定物质的质量。以杠杆原理构成的天平为机械天平；以电磁力平衡原理，直接显示质量读数的天平为电子天平。

2. 分析天平的分度值为 0.1、0.01、0.001mg，用于比较精密的检验工作中的称量，如药品的含量测定、对照品的称量、滴定液的标化等。

三、天平室的要求

1. 天平室应靠近实验室，便于操作，应远离振源，并防止气流和磁场干扰。

2. 室内要求干燥明亮，光线均匀柔和，阳光不得直射在天平上。

3. 天平室地面不得有灰尘，墙壁和屋顶平整，不得有脱落物。天平台用混凝土结构为好，台面应稳固、平整，牢固防震，防静电，有合适的高度与宽度。天平室温度应相对稳定，一般控制在 10～30℃，保持恒湿，相对湿度为 40%～70%，室内应备有温湿度计，一般采用空调和吸湿机调节温度和湿度，并保持天平内外温度和湿度趋于一致。天平室电源要求相对稳定，电压变化要小；电子天平需接地线，以消除或减小静电带来的影响。天平室内除存放与称量有关的物品外，不得存放其他物品，不得在天平室内转移具有腐蚀性的液体和挥发性固体。

四、分析天平的使用

1. 使用前的准备

（1）应根据称取物质的量和称量精度的要求，选择具有适宜精度与量程的天平。

（2）选择好天平后先检查天平的使用记录，检查天平前一次使用情况以及天平是否处于正常状态。如天平处于正常可用状态，必要时用软毛刷将天平盘上的灰尘轻刷干净。

（3）检查并调整天平至水平位置，应使水平仪气泡至中间位置。称量前，应先调好零点。对于机械天平，若有机械加码指数盘，应全部位于零点；具有骑码装置的天平，应将骑码置于骑码标尺零点位置的槽口处。

（4）称量时使用的器皿，应根据称量需要选用大小适宜的称量瓶或称量管。

2. 机械分析天平的使用

（1）如为电光分析天平须首先接通电源。关闭天平两侧门，轻轻转动开关手柄，使天平横梁落下，观察光屏上的法线或天平指针是否处于"0"位置。

（2）若离"0"处不远，可轻轻调节零点微调钮使其重合；若偏离较大，应关闭天平，根据偏离方向调节内部的平衡砣位置，再开启天平。按照上述方法调节，使法线或指针与"0"重合，关闭天平。

（3）将被称物质预先放置使之与天平室温度保持一致。先用台式天平称出被称物大约重量，开启天平侧门，将被称物置于载物盘正中央；放入被称物时应戴手套或用带橡皮套的镊子镊取，不应直接用手接触。

（4）用砝码专用摄子将砝码放于砝码盘正中央，机械加码天平应轻轻转动砝码钮选择合适的砝码，使其加于砝码骑梁上。

（5）关闭天平两侧门，轻轻转动开关手柄，仔细观察光屏上的光标或指针摆动方向，决定加减砝码（切记：必须在天平关闭状态下进行）。直至处于平衡状态（光屏法线或指针处于天平标牌刻度范围内）为止。

（6）根据砝码的加入量和光标或指针所处的位置读取称量数据并记录。

（7）关闭天平，按放入时的要求，取出被称物和砝码放回原处。机械加码天平需轻轻转动砝码钮，使天平砝码盘空载。

（8）使用完毕，应在天平使用记录上登记。登记内容应包括使用日期、被称物名称、称量次数、使用时间、天平状态、使用人等。

3. 电子分析天平的使用

（1）预热　接通电源，打开电源开关及天平开关，预热至少30分钟以上。也可于工作日使天平长期处于预热状态，此时无需预热即可进行称量操作。

（2）调整零点　天平预热后，按使用说明调整零点，一般电子天平均装有自动调零按钮，轻轻按动即可自动调零。

（3）天平自检　一般电子天平设有自检功能，应按使用说明书进行。天平自检完毕，即可称量。

（4）读数　天平自动显示被称物质的重量，等稳定后即可读数并记录。

（5）关闭 关闭天平，进行使用登记。

五、称量操作方法

1. 减量法 将需称量的供试品放入称量瓶中，置于天平盘上称量读数为 W_1，然后取出所需的供试品量，再放入称盘上记录，读数为 W_2，两次重量之差 $W_1 - W_2$ 即为称取供试品的重量。减量法称量能够连续称取若干份供试品，节省称量时间。

2. 增量法 将称量瓶放入天平盘上，称重为 W_1，将需称量的供试品加入称量瓶中，称量为 W_2，$W_2 - W_1$ 为称取供试品重量。需准确称取供试品重量的常用增量法。

六、注意事项

1. 天平室空调的冷气或暖气不宜直接吹入天平室，应由天花板隔离进风。分析天平不要放置在空调器下的台面上。

2. 搬动过的天平必须经过水平校正，并检查计量性能无误后方可使用。

3. 被称物和称量容器的温度应与天平室温度一致。称量室尽量不开前门、顶门，应使用侧门，开关门时动作应轻缓。

4. 砝码只允许用专用摄子夹取，不能用手，砝码只能放在砝码盒或天平盘上，绝不允许放在其他任何地方，每一架天平只能使用其专用砝码，砝码不能互用。

5. 机械天平处于开启状态时，绝不能在称盘上取放物品或砝码和开启天平门。

6. 称取吸湿性、挥发性、腐蚀性药品时要盛放在密闭的容器中，应尽量快速。注意不要将被称量物洒落在天平盘或底板上，应将称量瓶盖紧后称量；称量完毕，被称物及时带离天平室。

7. 同一个实验应在同一架天平上称量，以免产生误差。称量完毕，及时将所称供试品从天平内取出，将砝码放回砝码盒内；若为机械加码天平，应将指数盘转回到零位。关好天平门。

8. 电子分析天平不能称量有磁性或带静电的物体。

七、分析天平的维护与保养

1. 分析天平应按计量部门规定定期校正，并有专人负责维护保养，以保证其处于最佳状态。如果天平出现故障应及时检修，不可带"病"工作。

2. 经常保持天平内部清洁，必要时用软毛刷、绒布或麂皮拂去天平上的灰尘，清洁时注意不得用手直接接触天平零件。也可以用无水乙醇擦净。

3. 天平内应放置干燥剂，常用变色硅胶，应定期及时更换。

4. 称量重量不得超过天平的最大载荷，以免损坏天平。

5. 天平搬动时，应参照说明书进行拆卸，不得随意乱拆，一般须将称盘、槽梁、变压器和开关旋钮等零件小心取下，放入专用包装盒内。远距离搬动还要包装好，箱外应标志方向和易损符号，并注有精密仪器切勿倒置等字样。

6. 电子分析天平备有小型数据处理机者，其功能较多，不同的型号有所不同，应在详细阅读有关使用说明后方可操作。

7. 电子天平长期（1 周以上）不用时，应断电或停电，并罩上天平罩或盖上防尘布，以保持天平的安全和清洁。天平若长期存放不使用时，应保持存放位置的干燥，并定期通电检查天平的运行是否正常，一般建议每隔 3 ~ 6 个月至少通电 4 ~ 8 小时。

八、思考题

1. 电子天平的使用注意有哪些？
2. 减量法和增量法称量样品的操作步骤是什么？

（许华容）

第三节　容量仪器的校正

一、目的要求

1. 掌握　容量仪器校正的基本原理。
2. 熟悉　容量仪器校正的方法。

二、容量仪器校正的基本原理

在定量分析中应用的容量仪器，都需要很准确的容积，否则在使用时将会影响分析结果的准确性。如果我们希望定量分析结果的准确度准确到 0.1%，那么在测量容积时也必须做到同样的准确度。例如：测量 20ml 的容积，就必须测准到 0.02ml。因此，我们必须在使用前把量具加以校准。

测量体积的基本单位是毫升（ml），也就是真空中 1g 纯水在最大密度的温度（3.98℃，通常说是 4℃）时所占的体积。但是，一定质量的水的容积是随温度而变更的，因此要确定量具的容积就必须先指定一定的温度才行。在分析工作中一般以 20℃作为温度标准，所以，凡具有 1000ml 的容积，系指此量具在 20℃时所能容纳溶剂的容积，恰等于真空中重 1000g 的水在 4℃时所占的容积。

容量仪器的校正便是利用称量充满在量具中的水的重量再除以水的密度以求得容量仪器的真实容积的方法来进行的，因为 1ml 水在 4℃时真空中重 1.0000g，但是我们不是在 4℃而是在室温下称量水重，同时也不是在真空中称量，而且玻璃量具本身的体积也随温度的变化而变化，这些因素都应该加以校正。

1. 由于水的密度随温度改变而改变的校正。我们可以在表 1 - 1 上查得不同温度时水的密度（在真空中称重）。例如，21℃时水在真空中的密度为 0.99802。

2. 由于在空气中称量损失重量的校正。一般称量工作都是在空气中进行的，由于空气浮力的影响使称量结果比物体的真空重量为小。物体所减失的重量应该等于被其所排除的空气的重量，但是在称量过程中所用的砝码由于同样的原因，也是要减失重量的，如果被称物体和持平砝码体积相等，则物体排除空气的重量与砝码排除空气的重量相等，物体减失重量正好抵消，但实际上砝码总是采用密度较大的物质（如黄铜密度为 8.4）制作，则在校正容量仪器时 1ml 水在空气中不同温度时的重量 P_t 可由下式确定。

因为

$$P_u = P_t + d_B\left(\frac{P_t}{d_t} - \frac{P_t}{d_p}\right) = P_t\left(1 + \frac{d_B}{d_t} - \frac{d_B}{d_p}\right)$$

所以

$$P_t = \frac{P_u}{1 + \dfrac{d_B}{d_t} - \dfrac{d_B}{d_p}}$$

式中，P_u 为 1ml 水在真空中重量（即在真空中的密度），单位为 g；P_t 为 t℃时 1ml 水在空气中重量（即在空气中的密度）；d_B 为空气的密度（0.0012）；d_t 为 t℃时水在真空中的密度；d_p 为砝码的密度（黄铜砝码为 8.4）。

因为 $P_u = d_t$，且分母中可取 $d_t \approx 1$

即得：

$$P_t = \frac{d_t}{1.00105}$$

故进行容量仪器校正时，只要把充满在量具中水的重量用实验温度下 1ml 水在空气中重量来除即得被校准容量仪器的真实容积。

3. 由于随空气温度改变而发生的玻璃量具容积改变的校准由下式进行：

$$\Delta V = V(t_1 - t_2) \times 0.000026$$

0.000026 是玻璃的体积膨胀系数。

由于玻璃的体积膨胀系数极小，故对体积的改变不大，在一般分析工作中可予忽略，只有在极精密的分析工作中才要加以校准。

一般工作温度时（15～30℃），水在真空和空气中的密度可按表 1-1 查找。

表 1-1　水在真空和空气中的密度

温度（℃）	1ml 水在真空中重（g）	1ml 水在空气中（用黄铜砝码）重（g）
15	0.99913	0.99793
16	0.99897	0.99780
17	0.99880	0.99766
18	0.99862	0.99751
19	0.99843	0.99735
20	0.99823	0.99718
21	0.99802	0.99700
22	0.99780	0.99680
23	0.99757	0.99660
24	0.99732	0.99630
25	0.99707	0.99617
26	0.99681	0.99593
27	0.99654	0.99569
28	0.99626	0.99544
29	0.99597	0.99518
30	0.99567	0.99491

三、容量仪器校正的方法

1. 量瓶的校正　将待校正的量瓶洗净干燥，取烧杯盛放一定量纯化水，量瓶及纯化水同时放于天平室中20分钟，使温度平衡，记下纯化水的温度。先将空的量瓶连同瓶塞一起称定重量（可用1/1000天平称准至四位有效数字），然后加纯化水至刻度（注意刻度值上不可留有水珠，否则用滤纸擦干），塞上瓶塞，再称定重量，减去空量瓶重量即得量瓶中水的重量，再除以所记录水温时1ml水在此温度时的重量即得。

例　21℃时，量瓶中的水重250.00g，由表1-1查得1ml水在21℃时重0.99700g，因此瓶内容积为：

$$\frac{250.00}{0.99700} = 250.75ml$$

如量瓶无刻度或与原刻度不符时，应刻上刻度或校正原来的刻度。方法是用纸条沿量瓶中水的凹面成切线贴成一圆圈，然后倒去水，在纸圈上涂上石蜡，再沿纸圈在石蜡上刻一圆圈，沿圆圈涂上氢氟酸，使氢氟酸与玻璃接触。2分钟后，洗去过量的氢氟酸并除去石蜡，即可见量瓶上的新刻度。

根据国家的规定，量瓶允许的误差范围见表1-2。

表1-2　量瓶允许的误差范围

体积（ml）		500	250	200	100	50	25	10
允许误差（ml）	盛容量	±0.15	±0.10	±0.10	±0.10	±0.05	±0.03	±0.02
	倾出量	±0.30	±0.20	±0.20	±0.20	±0.20	±0.06	±0.04

2. 移液管的校正　取一个干燥锥形瓶，称定重量，然后取内壁已洗净的移液管，按照移液管的使用方法，吸取纯化水至刻度，将纯化水放入已称定重量的锥形瓶中，称重量，记下纯化水的温度，从表1-1中查出水的密度，以此密度除放出水的重量，即可得到移液管的容积。

刻度吸管的校正方法，可以按下面滴定管的校正法进行。

根据国家的规定，移液管允许的误差范围见表1-3。

表1-3　移液管允许的误差范围

体积（ml）	100	50	25	20	10	15	2
允许误差（ml）	±0.08	±0.05	±0.04	±0.03	±0.01	±0.03	±0.006

3. 滴定管的校正　取干燥的50ml锥形瓶，称定重量。然后将待校正的滴定管装入纯化水至零刻度处，记录水的温度，从滴定管放下一定体积的水至锥形瓶中（根据滴定管的大小及管径均匀情况，每次可放5或10ml），精密读取滴定管读数至小数点后第二位。称定锥形瓶中水的重量，然后再放一定体积再称重，如此一段一段地校正。然后从表1-1中查出水在实验温度时的密度，以此除放出水的重量，即得到真实容积。可将各段校正值列表备用。

校正实验每段必须重复两次，每次校正值的误差应小于0.02ml，校正时必须控制滴定管的流速，使每秒流出 3~4 滴，读数必须准确。根据国家规定，滴定管误差：50ml 为 ±0.06ml，25ml 为 ±0.05ml。

滴定管校正数据见表 1-4。

水的温度 21℃，水在空气中的密度为 0.99700。

表 1-4　滴定管校正数据

滴定管读数（ml）	读得容积（ml）	瓶＋水重（g）	水重（g）	真实容积（ml）	校正数（ml）	总校正数（ml）
0.17		35.41（空瓶）				
10.20	10.03	45.45	10.04	10.07	+0.04	+0.04
20.15	9.95	55.38	9.93	9.96	+0.01	+0.05
30.15	10.01	65.33	9.95	9.98	−0.03	+0.02
40.09	9.93	75.21	9.88	9.91	−0.02	+0.00

四、注意事项

1. 所用纯化水至少须在天平室内放置 1h 以上。

2. 待校正的仪器，应仔细洗涤至内壁完全不挂水珠（常用清洁液洗涤）。滴定管和移液管不必干燥，量瓶必须干燥后才能校正。

3. 校正时所用锥形瓶，必须干净，瓶外须干燥。

4. 在开始放水前，滴定管和移液管尖端或外壁的水必须除去。

5. 如室温有变化，须在每次放下纯化水时，记录水的温度。

6. 称量时应将天平箱内的干燥剂取出，称量结束后再将其放回天平箱内。

7. 一般每个仪器应校正两次，即做平行试验两次。

五、思考题

1. 为什么要进行容量仪器的校正？

2. 在开始放水前，若滴定管和移液管尖端或外壁挂有水珠，该怎么办？

3. 称量时应将天平箱内干燥剂取出，为什么？

4. 校正量瓶、滴定管和移液管时，这些玻璃仪器是否均需预先干燥，为什么？

（戴　平）

第四节　有效数字和数值修约

一、目的要求

1. 掌握　有效数字修约规则。

2. 熟悉　有效数字运算法则。

二、有效数字的基本概念

1. 有效数字的定义　有效数字是指在药品检验工作中所能测量到的数字，由可靠数字和最后一位不确定数字组成，且其误差是末位数 ±1 个单位。

2. 有效数字的定位（数位） 有效数字的定位是指确定欠准数字的位置。这个位置确定后，其后面的数字均为无效数字。例如，一支 25ml 的滴定管，其最小刻度为 0.1ml，如果滴定管的体积介于 20.9ml 到 21.0ml 之间，则需估计一位数字，读出 20.97ml，这个 7 就是个欠准的数字，这个位置确定后，它的有效位数就是 4 个，即使其后面还有数字也只是无效数字。

欠准数字的位置可以是十进位的任何位数，用 10^n 表示，n 是整数。

如 n = 3，10^3 = 1000；n = -2，10^{-2} = 0.01。

3. 有效位数

（1）在没有小数位且以若干个零结尾的数值中，有效位数是指从非零数字最左一位向右数得到的位数减去无效零（即仅为定位用的零）的个数。例如：35000，若有两个无效零，则为三位有效位数，应写作 350×10^2 或 3.50×10^4；若有三个无效零，则为两位有效位数，应写作 35×10^3 或 3.5×10^4。

（2）在其他十进位数中，有效数字系指从非零数字最左一位向右数而得到的位数，例如：3.2，0.32，0.032 和 0.0032 均为两位有效位数；0.320 为三位有效位数；10.00 为四位有效位数；12.490 为五位有效位数。

（3）非连续型数值（如个数、分数、倍数、名义浓度或标示量）是没有欠准数字的，其有效位数可视为无限多位。例如，H_2SO_4 中的 2 和 4 是个数。常数 π、e 和系数 $\sqrt{2}$ 等数值的有效位数可视为无限多位。每 1ml × 滴定液（0.1mol/L）中的"1"为个数，"0.1"为名义浓度，规格项下的 0.3g 或"1ml：25mg"中的"0.3""1""25"，为标示量，其有效位数，也为无限多位。即在计算中，其有效位数应根据其他数值的最少有效位数而定。

（4）pH 值等对数值的有效位数是由其小数点后的位数决定的，其整数部分只表明其真数的乘方次数。如：pH = 11.26（$[H^+]$ = 5.5×10^{-12} mol/L），其有效数字只有两位。

（5）有效数字的首位数字为 8 或 9 时，其有效位数可以多计一位，例如：85% 与 115%，都可以看成是三位有效数字；99.0% 与 101.0% 都可以看成是四位有效数字。

（6）重量分析和滴定分析属于常量分析，方法所允许的误差一般在 ±0.2% 之内，各测量数据应保留 4 位有效数字。使用计算器计算时，应特别要注意最后结果中有效数字的位数。若多保留有效数字位数，则会导致分析结果的准确度看起来很高，但与实际并不相符。

（7）在现代仪器分析中，测定数值通常采用数字化方式输出。即使真正的有效位数不明确，也应全部采用，只在最后书写结果时才四舍五入到合适的有效数字位数。可以利用电子表格进行计算，而不管中间过程的有效数字，在最后结果表达时才进行有效数字的修约过程。

三、数字的修约及其取舍规则

1. 术语和定义

（1）数值修约 通过省略原数值的最后若干数字，调整所保留的末位数字，使最后所得到的值最接近原数值的过程。经数值修约后的数值称为（原数值的）修约值。

（2）修约间隔 修约值的最小数值单位。修约间隔的数值一经确定，修约值即应为该数值的整数倍。

例1 如指定修约间隔为0.1，修约值应在0.1的整数倍中选取，相当于将数值修约到一位小数。

例2 如指定修约间隔为100，修约值应在100的整数倍中选取，相当于将数值修约到"百"数位。

2. 数值修约规则

（1）确定修约间隔 ①指定修约间隔为10^{-n}（n为正整数），或指明将数值修约到n位小数；②指定修约间隔为1，或指明将数值修约到"1"数位；③指定修约间隔为10^n（n为正整数），或指明将数值修约到10^n数位，或指明将数值修约到"十""百""千"数位。

（2）进舍规则

1）拟舍弃数字的最左一位数字小于5，则舍去，保留其余各位数字不变。

例3 将12.1498修约到个数位，得12；将12.1498修约到一位小数，得12.1。

2）拟舍弃数字的最左一位数字大于5；则进一，即保留数字的末位数字加1。

例4 将1268修约到"百"数位，得13×10^2（修约间隔明确时，可写为1300）。

3）拟舍弃数字的最后一位数字是5，且其后有非0数字时进一，即保留数字的末位数字加1。

例5 将10.502修约到个数位，得11。

4）拟舍弃数字的最左一位数字为5，且其后无数字或皆为0时，若所保留的末位数字为奇数（1、3、5、7、9）则进一，即保留数字的末位数字加1；若所保留的末位数字为偶数（2、4、6、8、0）则舍去。

例6 修约间隔为0.1（或10^{-1}）

拟修约数值	修约值
1.050	10×10^{-1}（特定场合可写成为1.0）
0.350	4×10^{-1}（特定场合可写成为0.4）

例7 修约间隔为1000（或10^3）

拟修约数值	修约值
2500	2×10^3（特定场合可写为2000）
3500	4×10^3（特定场合可写为4000）

5）负数修约时，先将它的绝对值按前4条规定进行修约，然后在修约值前面加上负号。

例8 将下列数字修约到"十"数位。

拟修约数值	修约值
−355	$−36 \times 10$（特定时可写为 −360）
−325	$−32 \times 10$（特定时可写为 −320）

例 9 将下列数字修约到三位小数，即修约间隔为 10^{-3}。

拟修约数值	修约值
−0.0365	$−36 \times 10^{-3}$（特定时可写为 −0.036）

上述拟修约数字的进舍规则一般简化为：四舍六入五成双。

（3）不允许连续修约

1）拟修约数字应在确定修约间隔或指定修约数位后一次修约获得结果，不得多次按规则连续修约。

例 10 修约 97.46，修约间隔为 1。

正确的做法：97.46→97；

不正确的做法：97.46→97.5→98。

例 11 修约 15.4546，修约间隔为 1。

正确的做法：15.4546→15；

不正确的做法：15.4546→15.455→15.46→15.5→16。

2）在具体实施中，有时测试与计算部门先将获得数值按指定的修约数位多一位或几位报出，而后由其他部门判定。为避免产生连续修约的错误，应按下述步骤进行。

①报出数值最右的非零数字为 5 时，应在数值右上角加 " + "、" − " 或不加符号，分别表明进行过舍、进或未舍未进。例：$16.50^{(+)}$ 表示实际值大于 16.50，经修约舍弃为 16.50；$16.50^{(-)}$ 表示实际值小于 16.50，经修约进一成为 16.50。

②对报出值需要进行修约，当拟舍弃数字的最左一位数字为 5，且其后无数字或皆为零时，数值右上角有 " + " 者进一，有 " − " 者舍去。

例 12 将下列数字修约到个数位（报出值多留一位至一位小数）。

实测值	报出值	修约值
15.4546	$15.5^{(-)}$	15
16.5203	$16.5^{(+)}$	17
17.5000	17.5	18
−15.4546	$−15.5^{(-)}$	−15
−16.5203	$−16.5^{(+)}$	17

（4）0.5 单位修约与 0.2 单位修约 在对数值进标行修约时，若有必要，也可采用 0.5 单位修约或 0.2 单位修约。

1）0.5 单位修约（半个单位修约） 是指定修约间隔对拟修约的数值 0.5 单位进行的修约。0.5 单位修约方法如下：将拟修约数值 X 乘以 2，按指定修约间隔对 2X 依上述规定修约，所得数值（2X 修约值）再除以 2。

例 13 将下列数字修约到"个"数位的 0.5 单位修约。

拟修约数值 X	2X	2X 修约值	X 修约值
60.25	120.50	120	60.0
60.38	120.76	121	60.5
60.28	120.56	121	60.5
−60.75	−121.50	−122	−61.0

2）0.2 单位修约 是指按指定修约间隔对拟修约的数值，0.2 单位进行的修约。0.2 单位修约方法如下：将拟修约数值 X 乘以 5，按指定修约间隔对 5X 依规则修约，所得数值（5X 修约值）再除以 5。

例 14 将下列数字修约到"百"数位的 0.2 单位修约。

拟修约数值 X	5X	5X 修约值	X 修约值
830	4150	4200	840
842	4210	4200	840
832	4160	4200	840
−930	−4650	−4600	−920

四、运算法则

在进行数学运算时，对加减法和乘除法中有效数字的处理是不同的。

许多数值相加减时，所得和或差的绝对误差必较任何一个数值的绝对误差大，因此相加减时应以诸数值中绝对误差最大（即欠准数字的数位最大）的数值为准，以确定其他数在运算中保留的数位和决定计算结果的有效数位。

许多数值相乘除时，所得的积或商的相对误差必较任何一个数值的相对误差大，因此相乘除时应以诸数值中相对误差最大（即有效位数最少）的数值为准，确定其他数值在运算中保留的有效位数和决定计算结果的有效数位。

在运算过程中，为减少舍入误差，其他数值的修约可以暂时多保留一位，等运算到结果时，再根据有效位数弃去多余的数字。

例 15 $13.65 + 0.00823 + 1.633 = ?$

本例是数值相加减，在三个数值中，13.65 的绝对误差最大，其最末一位数为百分位（即小数后两位），因此将其他各数暂时先保留至千分位。即把 0.00823 修约为 0.008，1.633 不变。

进行运算 $13.65 + 0.00823 + 1.633 = 13.65 + 0.008 + 1.633 = 15.291$，然后修约至百分位，即为 15.29。

例 16 $14.131 \times 0.07654 \div 0.78 = ?$

本例是数值相乘除，在三个数值中，0.78 的有效位数最少，仅为两位有效位数，因此各数值均应暂时保留三位有效位数。进行运算 $14.131 \times 0.07654 \div 0.78 = 14.1 \times$

$0.0765 \div 0.78 = 1.08 \div 0.78 = 1.38$，再将结果修约为两位有效位数，即 1.4。

例 17 计算氧氟沙星（$C_{18}H_{20}FN_3O_4$）的分子量。

原子数的有效位数可视为无限多位，因此可根据各原子量的有效位数对乘积进行定位。而在各乘积的相加中，按《中国药典》对分子量的数值保留到小数点后两位（百分位）的规定，应先将各元素的乘积修约到千分位（小数点后三位）后进行相加，再将结果修约到百分位。

$12.051 \times 18 + 1.00794 \times 20 + 18.9984032 + 14.006747 \times 3 + 15.9994 \times 4$

$= 216.20 + 20.1588 + 18.9984032 + 42.020241 + 63.9976$

$= 216.20 + 20.159 + 18.998 + 42.020 + 63.998 = 361.375 = 361.38$

五、注意事项

1. 正确记录检测所得的数值。应根据取样量、量具的精度、检测方法的允许误差和标准中的限度规定，确定数字的有效位数（或数位），检测值必须与测量的准确度相符合，记录全部准确数字和一位欠准数字。

2. 正确掌握和运用规则进行计算时，应执行进舍规则和运算规则，如用计算器进行计算，也应将计算结果经修约后再记录下来。

3. 要根据取样的要求，选择相应的量具。

（1）"精密称定" 指称取重量应准确到所取重量的 0.1%，根据不同的取样量而选用不同精度的天平。如需分别精密称取 5g、500mg、10mg 的样品，按 0.1% 的精度要求，这三个样品应分别精确到 5mg、0.5mg 和 0.01mg，因此应分别选用万分之一（感量为 0.1mg）、十万分之一（感量为 0.01mg）和百万分之一（感量为 0.001mg）的天平进行称量。

在实际操作中，当取样量 >0.1g 时，则按精确至 0.1mg 称量，即应选用感量为 0.1mg 的天平称量；当取样量为 10 ~ 100mg 时，则按精确至 0.01mg 称量，即应选用感量为 0.01mg 的天平称量；当取样量 <10mg 时，则按精确至 0.001mg 称量，即应选用感量为 0.001mg 的天平称量；

但在称量基准物质时，要求 >0.5g 时，按精确至 0.1mg 称量；≤0.5g 时，按精确至 0.01mg 称量。

"精密量取" 应选用符合国家标准的移液管，必要时应加校正值。

（2）"称定"（或"量取"） 指称取的重量（或量取的容量）应准确至所取重量（或容量）的百分之一（选用千分之一天平）。

取用量为 "约××" 时，系指取用量不得超过规定量的 $100\% \pm 10\%$。如取约 0.5g 时，可称取 0.45 ~ 0.55g。

取用量的精度未做特殊规定时，应根据其数值的有效位数选用与之相应的量具。如规定量取 5ml、5.0ml、5.00ml 时，则应分别选用 5 ~ 10ml 的量筒、5 ~ 10ml 的刻度吸管或 5ml 的移液管进行量取。

在判定药品质量是否符合规定之前，应将全部数据根据有效数字和数值修约规则进行运算，并根据《中国药典》（2020 年版）"凡例" 和国家标准 GB/T 8170 - 2008

《数值修约规则与极限数值的表示和判定》中规定的"修约值比较法"将计算结果修约到标准中所规定的有效位，而后进行判定。

六、思考题

1. 如何确定一个数字的有效位数？
2. 有效数字的修约规则是什么？
3. 在运算过程中如何保留数字的有效位数？

（于　森）

第二部分 验证性实验

实验一 典型化学药及制剂的鉴别实验

一、目的要求

1. 掌握 化学法、光谱法、色谱法的鉴别原理和操作方法。

2. 熟悉 原料药与制剂鉴别实验选择的异同点。

二、巴比妥类药物的鉴别实验

1. 药物 苯巴比妥、注射用硫喷妥钠、巴比妥钠、苯巴比妥钠。

2. 原理

（1）铜盐反应 因巴比妥类药物分子中含有 1, 3 - 二酰亚胺基团，可互变异构成烯醇型，与铜盐在碱性溶液中作用，产生类似双缩脲的颜色反应。与硫酸铜、吡啶的反应式如下：

反应后，巴比妥类药物呈紫色或产生紫色沉淀；含硫巴比妥类药物则呈绿色，用此反应可以区别巴比妥类和含硫巴比妥类药物。

（2）银盐反应　巴比妥类药物的母核环状结构中含有 1, 3 - 二酰亚胺基团，可发生酮式 - 烯醇式互变异构，在水溶液中发生二级电离，故在适当的碱性溶液中生成水溶性的钠盐。遇硝酸银试液首先生成可溶性的一银盐，再加入过量硝酸银试液，则产生难溶性的白色二银盐沉淀。

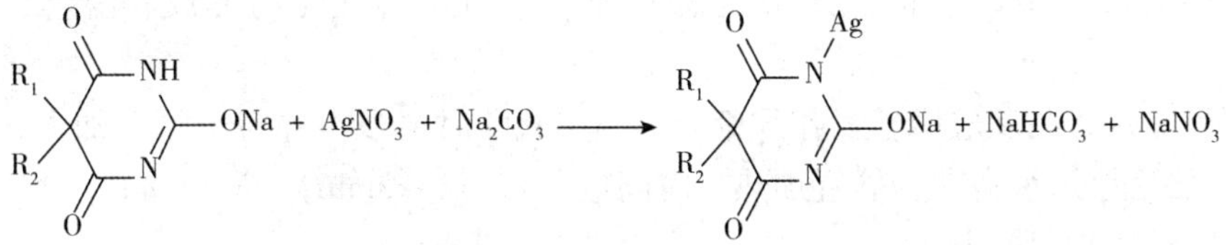

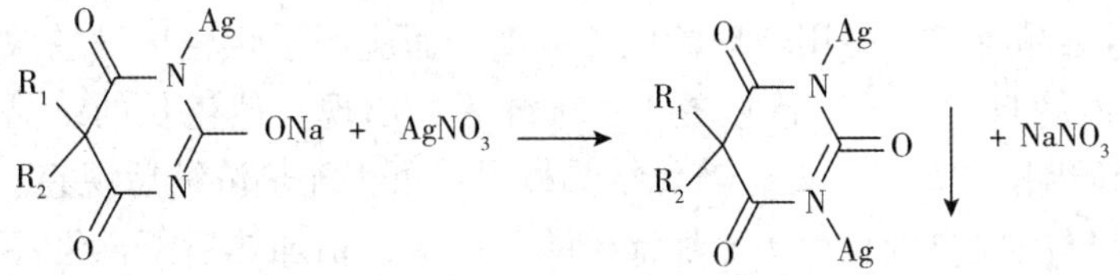

（3）亚硝酸钠 - 硫酸反应　含芳环取代基的巴比妥类药物，与亚硝酸钠 - 硫酸反应后，显橙黄色，随即转为橙红色，其反应原理可能是苯环上的亚硝基化反应。

（4）甲醛 - 硫酸反应　含芳环取代基的巴比妥类药物，与甲醛 - 硫酸反应显玫瑰红色，其反应产物不明。

（5）显微结晶　大部分巴比妥类药物可应用显微结晶法进行鉴别，根据药物本身的晶形或药物与试剂反应产物的晶形进行鉴别。

3. 测定法

（1）一般鉴别实验

1）铜盐反应　取苯巴比妥约 50mg，加吡啶溶液（1→10）5ml，溶解后，加铜吡啶试液 1ml，即显紫色或产生紫色沉淀。

取注射用硫喷妥钠约 0.1g，加吡啶溶液（1→10）10ml 使硫喷妥钠溶解，加铜吡啶试液 1ml，振摇，放置 1min，即生成绿色沉淀。

2）银盐反应　取苯巴比妥约 0.1g，加碳酸钠试液 1ml 与水 10ml，振摇 2min，滤过，滤液中逐滴加入硝酸银试液，即生成白色沉淀，振摇，沉淀即溶解，继续滴加过量的硝酸银试液，沉淀不再溶解。

3）亚硝酸钠 - 硫酸反应　取苯巴比妥约 10mg 置于干燥试管中，加硫酸 2 滴与亚硝酸钠约 5mg，混合，即显橙黄色，随即转为橙红色。

4）甲醛 - 硫酸反应　取苯巴比妥约 50mg，置于试管中，加甲醛试液 1ml，加热煮沸，冷却，沿管壁缓缓加硫酸 0.5ml，使成两液层，置水浴中加热。接界面显玫瑰红色。

（2）显微结晶鉴别　①取 3～5% 的巴比妥钠的水溶液 1 滴，滴于载玻片上，在其边缘上加 1 滴稀硫酸，即生成巴比妥的特殊长方形结晶。②取 3～5% 的苯巴比妥钠的水溶液 1 滴，滴于载玻片上，在其边缘上加 1 滴稀硫酸，苯巴比妥在开始结晶时呈现球状，然后变成花瓣状的结晶。

4. 注意事项

（1）一般鉴别试验

1）铜盐及亚硝酸钠－硫酸反应中，样品量要足够50mg，并采用干燥试管。

2）铜盐反应中所用试剂有恶臭味，注意取用后应立即盖紧试剂瓶塞，实验完毕后将废液倒入指定容器，并及时洗净试管。

3）银盐反应中硝酸银试液应逐滴滴加，仔细观察沉淀的形成、溶解、再沉淀过程。

4）甲醛－硫酸反应中，操作须细心，滴加硫酸时要慢，并且沿管壁加入，方能成两液层。然后放入水浴中，静置加热，时间应足够（1~2min），则可得玫瑰红色界面。

（2）显微结晶鉴别

1）制备显微结晶时，不可用玻璃棒搅拌液滴，而应用手轻轻地摆动载玻片，使样品液滴和稀硫酸液滴自然汇合。待放置1~2min后，出现自然生长的结晶时，再用显微镜观察；结晶析出慢，则晶形好；若无结晶析出，可稍加热浓缩后观察。

2）巴比妥钠样品取样量宜少，所加稀硫酸量应多，稍加热后析出结晶为长方形片状。操作时，可在加完样品和试剂后，放置1~2h后再观察，或在载玻片上的样品液层上，用玻璃棒点加浓硫酸进行结晶的制备。

3）显微镜镜头和载玻片在使用前，用绸布擦净。使用完毕后，把显微镜的外表擦拭干净，将物镜偏到两旁，将镜筒缓缓降至最低处，放入镜箱内保管。

三、芳香第一胺的鉴别实验

1. 药物 盐酸普鲁卡因及注射液、对乙酰氨基酚及胶囊、奥沙西泮及片剂。

2. 原理 凡具有芳伯氨基结构的药物，如盐酸普鲁卡因等，都可以在酸性溶液中与亚硝酸钠溶液发生重氮化反应，再与碱性 β－萘酚偶合生成红色偶氮化合物。

结构中具有潜在芳伯氨基的药物，如对乙酰氨基酚、奥沙西泮等，水解后可得到芳伯氨基，也可发生重氮化－偶合反应。

盐酸普鲁卡因的重氮化－偶合反应方程式如下：

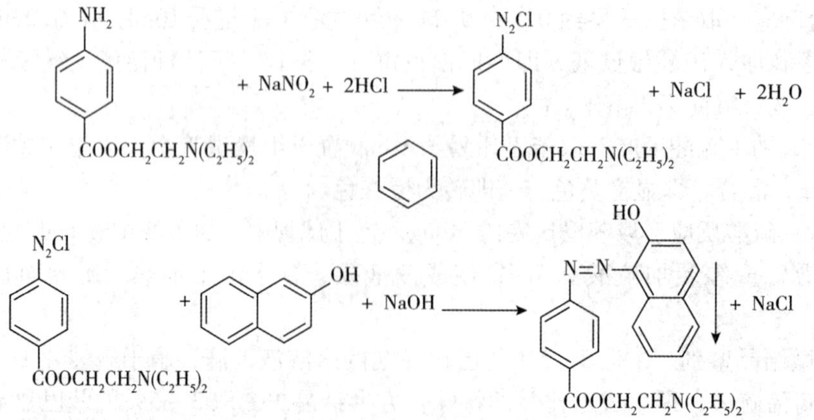

对乙酰氨基酚的重氮化－偶合反应方程式如下：

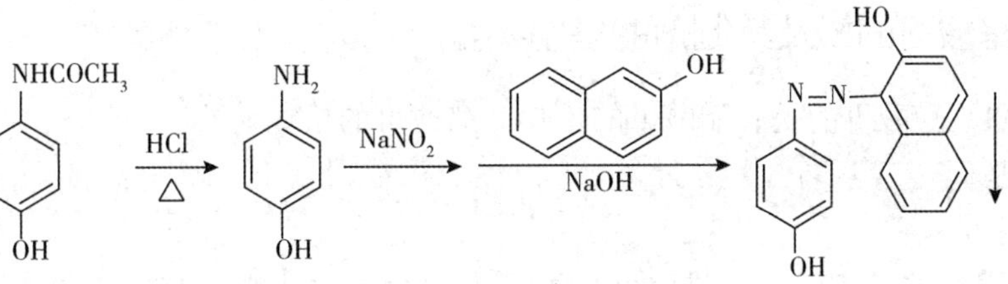

奥沙西泮的重氮化－偶合反应方程式如下：

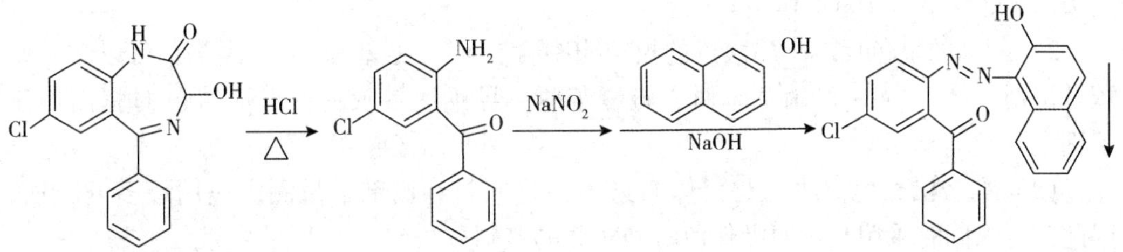

3. 测定法

（1）取盐酸普鲁卡因（或相应量注射液约50mg），加稀盐酸1ml，加0.1mol/L亚硝酸钠溶液数滴，摇匀，加与0.1mol/L亚硝酸钠溶液等体积的1mol/L脲溶液，振摇1min，滴加碱性β－萘酚试液数滴，生成猩红色沉淀。

（2）取对乙酰氨基酚约0.1g，加稀盐酸5ml，置水浴中加热40min，放冷；取0.5ml，滴加0.1mol/L亚硝酸钠试液5滴，摇匀，用水3ml稀释后，加碱性β－萘酚试液2ml，振摇，即显红色。

取乙酰氨基酚胶囊的内容物适量（约相当于对乙酰氨基酚0.5g），用乙醇20ml分次研磨使对乙酰氨基酚溶解，滤过，合并滤液，蒸干，残渣加稀盐酸5ml，置于水浴中加热40min，放冷；取0.5ml，滴加0.1mol/L亚硝酸钠试液5滴，摇匀，用水3ml稀释后，加碱性β－萘酚试液2ml，振摇，即显红色。

（3）取奥沙西泮约10mg，加盐酸溶液（1→2）15ml，缓缓煮沸，置冰水中冷却，加0.1mol/L亚硝酸钠试液4ml，用水稀释成20ml，再置冰浴中，10min后，滴加碱性β－萘酚试液，即产生橙红色沉淀，放置色渐变暗。

取奥沙西泮片的细粉适量（约相当于奥沙西泮15mg），置分液漏斗中，加水2ml，用三氯甲烷约15ml振摇提取，分取三氯甲烷层，滤过，滤液在水浴上蒸干，残渣加盐酸溶液（1→2）15ml，缓缓煮沸，置冰水中冷却，加0.1mol/L亚硝酸钠试液4ml，用水稀释成20ml，再置冰浴中，10min后，滴加碱性β－萘酚试液，即产生橙红色沉淀，放置色渐变暗。

4. 注意事项

（1）重氮化反应是分子反应，速度较慢，加入0.1mol/L亚硝酸钠试液后一定要放置一段时间，待重氮化反应发生后，再加偶合试剂。

（2）重氮化反应中生成的亚硝酸和重氮盐高温中不稳定，需在冰浴中完成。

四、醋酸可的松及其制剂的鉴别实验

1. 药物 醋酸可的松、醋酸可的松片、醋酸可的松注射液。

2. 原理

（1）化学法

1）与强酸的显色反应 醋酸可的松是甾体激素类药物，能与硫酸、盐酸、磷酸、高氯酸等强酸反应呈色，其中与硫酸呈色应用广泛。反应机制是酮基先质子化，形成正碳离子，然后与 HSO_4^- 作用呈色。

2）酮基的呈色反应 醋酸可的松结构中含有 C_3 – 酮基和 C_{20} – 酮基，可以和一些羰基试剂，如 2，4 – 二硝基苯肼、硫酸苯肼、异烟肼等反应，形成黄色的腙而用于鉴别。

（2）高效液相色谱法 是甾体激素类药物原料和制剂含量测定应用最多的方法，因此，可以同时采用与对照品保留时间对照的鉴别方法。

1）色谱条件与系统适用性试验 用十八烷基硅烷键合硅胶为填充剂，以乙腈 – 水（36：64）为流动相；检测波长为254nm；进样体积20μl。取醋酸可的松与醋酸氢化可的松，加乙腈溶解并稀释制成每1ml中各约含10μg的溶液，精密量取20μl注入液相色谱仪，记录色谱图，理论板数按醋酸可的松峰计算不低于3500，醋酸可的松峰与醋酸氢化可的松峰的分离度应大于4.0。

2）测定法 取醋酸可的松约50mg，精密称定，加乙腈溶解并定量稀释制成每1ml中约含0.1mg的溶液，精密量取20μl注入液相色谱仪，记录色谱图；另取醋酸可的松对照品，同法测定。

（3）红外分光光度法 甾体激素类药物结构复杂，有些药物之间结构差异很小，仅靠化学鉴别法难以区别。红外光谱特征性强，是本类药物鉴别的可靠手段。

3. 测定法

（1）醋酸可的松

① 取本品约0.1mg，加甲醇1ml溶解后，加临用新制的硫酸苯肼试液8ml，在70℃水浴中加热15min，即显黄色。

② 取本品约2mg，加硫酸2ml使溶解，放置5min，显黄色或微带橙色；加水10ml稀释后，颜色即消失，溶液应澄清。

③ 取本品约50mg，精密称定，加乙腈溶解并定量稀释制成每1ml中约含0.1mg的溶液，精密量取20μl注入液相色谱仪，记录色谱图；另取醋酸可的松对照品，同法测定。在记录的色谱图中，供试品溶液主峰的保留时间应与对照品溶液主峰的保留时间一致。

④ 本品的红外光吸收图谱应与对照的图谱（光谱集544图，图2-1）一致。

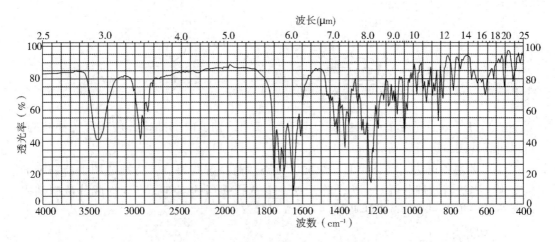

图 2 - 1 醋酸可的松红外对照图谱

（2）醋酸可的松注射液

① 取本品 3ml，用三氯甲烷振摇提取 2 次，每次 10ml，分取三氯甲烷液，滤过，滤液置水浴上蒸干，得残渣。一份残渣加甲醇 1ml 溶解后，加临用新制的硫酸苯肼试液 8ml，在 70℃水浴中加热 15min，即显黄色；另一份残渣加硫酸 2ml 使溶解，放置 5min，显黄色或微带橙色；加水 10ml 稀释后，颜色即消失，溶液应澄清。

② 取本品，摇匀，用内容量移液管精密量取适量（约相当于醋酸可的松 50mg），置 50ml 量瓶中，用乙腈分次洗涤移液管内壁，洗液并入量瓶中，加乙腈适量，振摇 1h 使醋酸可的松溶解，用乙腈稀释至刻度，摇匀，滤过，精密量取续滤液 5ml，置 50ml 量瓶中，用乙腈稀释至刻度，摇匀，精密量取，照醋酸可的松含量测定项下的方法测定。供试品溶液主峰的保留时间应与对照品溶液主峰的保留时间一致。

（3）醋酸可的松片 取本品细粉适量（约相当于醋酸可的松 60mg），加三氯甲烷 25ml，放置 15min，时时搅拌使醋酸可的松溶解，滤过，滤液置水浴上蒸干，得残渣。

① 残渣加甲醇 1ml 溶解后，加临用新制的硫酸苯肼试液 8ml，在 70℃水浴中加热 15min，即显黄色。

② 残渣加硫酸 2ml 使溶解，放置 5min，显黄色或微带橙色；加水 10ml 稀释后，颜色即消失，溶液应澄清。

4. 注意事项

（1）原料与制剂所选的鉴别实验有所不同，但制剂应在原料的基础上选择辅料不干扰的鉴别实验，或采用适当的方法排除辅料干扰后再进行实验。

（2）不同制剂的前处理方法应根据辅料和附加剂的不同采用适当的方法。

五、维生素 C 及其制剂的鉴别实验

1. 药物 维生素 C、维生素 C 片、维生素 C 注射液。

2. 原理

（1）化学法 维生素 C 具有烯二醇结构，因此具有极强的还原能力，可与氧化剂硝酸银、二氯靛酚钠、亚甲蓝等发生氧化还原反应。

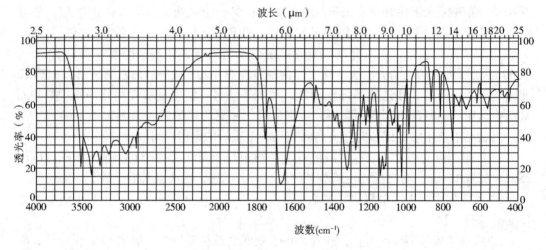

（2）红外分光光度法　维生素 C 具有烯二醇结构、内酯结构、羟基等特征结构，可以用红外图谱进行鉴别。

（3）薄层色谱法　具有简便、快捷、分离效能良好等特点，特别适用于药物制剂的鉴别。当进行制剂分析时，为消除干扰，需选择适当的溶剂，将药物成分从制剂中提取分离后再进行薄层色谱法鉴别。

3. 测定法

（1）维生素 C

① 取本品 0.2g，加水 10ml 溶解后，分成二等份，在一份中加硝酸银试液 0.5ml，即生成银的黑色沉淀；在另一份中，加二氯靛酚钠试液 1~2 滴，试液的颜色即消失。

② 本品的红外光吸收图谱应与对照的图谱（光谱集 450 图，图 2-2）一致。

波长（μm）

图 2-2　维生素 C 红外对照图谱

（2）维生素 C 片

① 取本品细粉适量（约相当于维生素 C 0.2g）加水 10ml，振摇使维生素 C 溶解，滤过，滤液分成二等份，在一份中加硝酸银试液 0.5ml，即生成银的黑色沉淀；在另一份中，加二氯靛酚钠试液 1~2 滴，试液的颜色即消失。

② 取本品细粉适量（约相当于维生素 C 10mg），加水 10ml，振摇使维生素 C 溶解，滤过，取滤液作为供试品溶液；另取维生素 C 对照品适量，加水溶解并稀释制成每 1ml 中约含 1mg 的溶液，作为对照品溶液。照薄层色谱法试验，吸取上述两种溶液各 2μl，分别点于同一硅胶 GF$_{254}$ 薄层板上，以乙酸乙酯 - 乙醇 - 水（5：4：1）为展开剂，展开，取出，晾干，立即（1h 内）置紫外光灯（254nm）下检视。供试品溶液所显主斑点的位置和颜色应与对照品溶液的主斑点相同。

（3）维生素 C 注射液

①取本品，用水稀释制成 1ml 中含维生素 C 10mg 的溶液，取 4ml，加 0.1mol/L 的盐酸溶液 4ml，混匀，加 0.05%亚甲蓝乙醇溶液 4 滴，置 40℃水浴中加热，3min 内溶液应由深蓝色变为浅蓝色或完全褪色。

②取本品适量，用水稀释制成每 1ml 中含维生素 C 1mg 的溶液，作为供试品溶液；另取维生素 C 对照品适量，加水溶解并稀释制成每 1ml 中约含 1mg 的溶液，作为对照品溶液。照薄层色谱法试验，吸取上述两种溶液各 2μl，分别点于同一硅胶 GF$_{254}$薄层板上，以乙酸乙酯 – 乙醇 – 水（5∶4∶1）为展开剂，展开，取出，晾干，立即（1h 内）置紫外光灯（254nm）下检视。供试品溶液所显主斑点的位置和颜色应与对照品溶液的主斑点相同。

4. 注意事项　薄层色谱法点样采用微量注射器或定量毛细管进行，在距薄层板底边 2.0cm 处开始，点样应少量多次点于同一原点处，样点直径为 2～4mm（高效薄层板为 1～2mm）；点间距离一般为 1～2cm（高效薄层板可不小于 5mm）；薄层色谱法采用倾斜上行法展开，展开剂应浸入薄层板底边 0.5～1cm 深度，切勿将样点浸入展开剂中；薄层色谱法显色后，应立即检视斑点，并用针头定位，以便记录图谱。

六、思考题

1. 巴比妥类药物鉴别试验的银盐反应中可否用氢氧化钠试液来替代碳酸钠试液（可用实验验证）？

2. 采用甲醛 – 硫酸反应鉴别巴比妥类药物时，如未控制硫酸滴加速度和反应时间，会产生什么现象？为什么？

3. 芳香第一胺鉴别试验适用于哪些结构的药物？操作中应注意什么？

4. 原料与制剂在鉴别试验选择中有哪些异同点？

附录　红外分光光度法

（一）仪器及其校正

可使用傅里叶变换红外光谱仪或色散型红外分光光度计。用聚苯乙烯薄膜（厚度约为 0.04mm）校正仪器，绘制其光谱图，用 3027cm^{-1}、2851cm^{-1}、1601cm^{-1}、1028cm^{-1}、907cm^{-1}处的吸收峰对仪器的波数进行校正。傅里叶变换红外光谱仪在 3000cm^{-1}附近的波数误差应不大于±5cm^{-1}，在 1000cm^{-1}附近的波数误差应不大于±1cm^{-1}。

用聚苯乙烯薄膜校正时，仪器的分辨率要求在 3110～2850cm^{-1}范围内应能清晰地分辨出 7 个峰，峰 2851cm^{-1}与谷 2870cm^{-1}之间的分辨深度不小于 18%透光率，峰 1583cm^{-1}与谷 1589cm^{-1}之间的分辨深度不小于 12%透光率。仪器的标称分辨率，除另有规定外，应不低于 2cm^{-1}。

（二）供试品的制备及测定

1. 原料药鉴别　除另有规定外，应按照国家药典委员会《药品红外光谱集》各卷收载的各光谱图所规定的方法制备样品。

采用固体制样技术时，最常碰到的问题是多晶现象，固体样品的晶型不同，其红外光谱往往也会产生差异。当供试品的实测光谱与《药品红外光谱集》所收载的标准光谱不一致时，在排除各种可能影响光谱的外在或人为因素后，应按该药品光谱图中备注的方法或各品种项下规定的方法进行预处理，再绘制光谱，比对。如未规定该品种供药用的晶型或预处理方法，则可使用对照品，并采用适当的溶剂对供试品与对照品在相同的条件下同时进行重结晶，然后依法绘制光谱，比对。如已规定特定的药用晶型，则应采用相应晶型的对照品依法比对。

当采用固体制样技术不能满足鉴别需要时，可改用溶液法绘制光谱后与对照品在相同条件下绘制的光谱进行比对。

2. 制剂鉴别　品种鉴别项下应明确规定制剂的前处理方法，通常采用溶剂提取法。提取时应选择适宜的溶剂，以尽可能减少辅料的干扰，并力求避免导致可能的晶型转变。提取的样品再经适当干燥后依法进行红外光谱鉴别。

3. 多组分原料药鉴别　不能采用全光谱比对，可借鉴注意事项第3条的方法，选择主要成分的若干个特征谱带，用于组成相对稳定的多组分原料药的鉴别。

4. 晶型、异构体限度检查或含量测定　供试品制备和具体测定方法均按各品种项下有关规定操作。

(三) 注意事项

各品种项下规定"应与对照的图谱（光谱集××图）一致"，系指《药品红外光谱集》各卷所载的图谱。同一化合物的图谱若在不同卷上均有收载时，则以后卷所载的图谱为准。

药物制剂经提取处理并依法绘制光谱，比对时应注意以下四种情况。

1. 辅料无干扰，待测成分的晶型不变化，此时可直接与原料药的标准光谱进行比对。

2. 辅料无干扰，但待测成分的晶型有变化，此种情况可用对照品经同法处理后的光谱比对。

3. 待测成分的晶型无变化，而辅料存在不同程度的干扰，此时可参照原料药的标准光谱，在指纹区内选择 3~5 个不受辅料干扰的待测成分的特征谱带作为鉴别的依据。鉴别时，实测谱带的波数误差应小于规定值的 $\pm 5 \mathrm{cm}^{-1}$ （0.5%）。

4. 待测成分的晶型有变化，辅料也存在干扰，此种情况一般不宜采用红外光谱鉴别。

由于各种型号的仪器性能不同、供试品制备时研磨程度的差异或吸水程度不同等原因，均会影响光谱的形状。因此，进行光谱比对时，应考虑各种因素可能造成的影响。

（齐　艳）

实验二 葡萄糖的一般杂质检查

一、目的要求

1. 掌握 药物的一般杂质检查原理和实验方法；杂质限度试验的概念和计算方法。

2. 熟悉 药物一般杂质检查的项目与意义。

二、原理

1. 乙醇溶液澄清度 用于控制糊精。葡萄糖溶于热乙醇，糊精在乙醇中不溶。

2. 氯化物检查法 药物中微量的氯化物在硝酸酸性条件下与硝酸银反应，生成氯化银白色浑浊液，与一定量标准氯化钠溶液在相同条件下产生的氯化银浑浊程度比较，浊度不得更大。

$$Cl^- + AgNO_3 \rightarrow AgCl \downarrow + NO_3^-$$

3. 硫酸盐检查法 药物中微量的硫酸盐在稀盐酸酸性条件下与氯化钡反应，生成硫酸钡微粒显白色浑浊，与一定量标准硫酸钾溶液在相同条件下产生的硫酸钡浑浊程度比较，浊度不得更大。

$$SO_4^{2-} + BaCl_2 \rightarrow BaSO_4 \downarrow + 2Cl^-$$

4. 亚硫酸盐与可溶性淀粉 葡萄糖加碘试液应显黄色，如有亚硫酸盐存在碘会褪色；如有可溶性淀粉，则呈蓝色。

5. 蛋白质检查 蛋白质为两性物质，在酸性环境中氨基酸带正电荷，而磺基水杨酸根带负电，正好与蛋白质结合沉淀，显示液体中有蛋白存在。磺基水杨酸正好使液体呈酸性，促使二者结合。

6. 钡盐检查法 药物中微量的钡离子在稀盐酸酸性条件下与稀硫酸反应，生成硫酸钡微粒显白色浑浊，与一定量标准钡离子溶液在相同条件下产生的硫酸钡浑浊程度比较，浊度不得更大。

$$Ba^{2+} + H_2SO_4 \rightarrow BaSO_4 \downarrow + 2H^+$$

7. 钙盐检查法 药物中微量的钙离子与草酸铵试液反应，生成草酸钙微粒显白色浑浊，与一定量标准钙溶液在相同条件下产生的草酸钙浑浊程度比较，浊度不得更大。

$$Ca^{2+} + C_2O_4^{2-} \rightarrow CaC_2O_4 \downarrow$$

8. 铁盐检查法 铁盐在盐酸酸性溶液中与硫氰酸铵生成红色可溶性硫氰酸铁配位离子，与一定量标准铁溶液用同法处理后所显的颜色进行比较，不得更深。

$$Fe^{3+} + 6SCN^- \rightarrow [Fe(SCN)_6]^{3-} （红色）$$

9. 重金属检查法 常用硫代乙酰胺法：硫代乙酰胺在弱酸性条件下，水解产生硫化氢，与重金属生成黄色至棕黑色的硫化物混悬液，与一定量标准铅溶液经同法处理后所呈颜色比较，判定供试品中重金属是否符合限量规定。pH 3.0～3.5 时，沉淀较完全。

$$CH_3CSNH_2 + H_2O \rightarrow CH_3CONH_2 + H_2S$$

$$Pb^{2+} + H_2S \rightarrow PbS\downarrow + 2H^+$$

10. 砷盐检查法 常用古蔡氏法：金属锌与酸作用产生新生态的氢，新生态的氢与药物中微量砷盐反应，生成具挥发性的砷化氢气体，遇溴化汞试纸产生黄色至棕色的砷斑，与一定量标准砷溶液在同样条件下生成的砷斑比较，来判定药物中砷盐的含量。其反应式如下：

$$AsO_3^{3-} + 3Zn + 9H^+ \rightarrow AsH_3 + 3Zn^{2+} + 3H_2O$$

$$AsH_3 + 2HgBr_2 \rightarrow 2HBr + As(HgBr)_2 （黄色）$$

$$AsH_3 + 3HgBr_2 \rightarrow 3HBr + As(HgBr)_3 （棕色）$$

实验过程中，由于五价砷反应慢，加入碘化钾、氯化亚锡将其还原为三价，碘化钾被氧化后生成的碘再加氯化亚锡将其还原，使反应液中的碘化钾维持其还原性。

$$AsO_4^{3-} + 2I^- + 2H^+ \rightarrow AsO_3^{3-} + I_2 + H_2O$$

$$AsO_4^{3-} + Sn^{2+} + 2H^+ \rightarrow AsO_3^{3-} + Sn^{4+} + H_2O$$

$$I_2 + Sn^{2+} \rightarrow 2I^- + Sn^{4+}$$

$$4I^- + Zn^{2+} \rightarrow [ZnI_4]^{2-}$$

$$Sn^{2+} + Zn \rightarrow Sn + Zn^{2+}$$

三、测定法

1. 酸度 取本品 2.0g，加水 20ml 溶解后，加酚酞指示液 3 滴与氢氧化钠滴定液（0.02mol/L）0.20ml，应显示粉红色。

2. 溶液的澄清度与颜色 取本品 5.0g，加热水溶解后，放冷，用水稀释至 10ml，溶液应澄清无色；如显浑浊，与 1 号浊度标准液（通则 0902 第一法）比较，不得更浓；如显色，与对照液（取比色用氯化钴液 3.0ml，比色用重铬酸钾液 3.0ml 与比色用硫酸铜液 6.0ml，加水稀释成 50ml）1.0ml 加水稀释至 10ml 比较，不得更深。

3. 乙醇溶液的澄清度 取本品 1.0g，加乙醇 20ml，置水浴上加热回流约 40min，溶液应澄清。

4. 氯化物 取本品 0.60g，加水溶解使成 25ml（溶液如显碱性，可滴加硝酸使成中性），再加稀硝酸 10ml；溶液如不澄清，应滤过；置 50ml 纳氏比色管中，加水使成约 40ml，摇匀，即得供试品溶液。另取标准氯化钠溶液（每 1ml 相当于 10μg 的 Cl）6ml，置 50ml 纳氏比色管中，加稀硝酸 10ml，加水使成 40ml，摇匀，即得对照溶液。于供试品溶液与对照溶液中，分别加入硝酸银试液 1ml，用水稀释至 50ml，摇匀，在暗处放置 5min，同置黑色背景上，从比色管上方向下观察、比较，不得更浓（0.01%）。

5. 硫酸盐 取本品 2.0g，加水溶解使成约 40ml（溶液如显碱性，可滴加盐酸使成中性）；溶液如不澄清，应滤过；置 50ml 纳氏比色管中，加稀盐酸 2ml，摇匀，即得供试品溶液。另取标准硫酸钾溶液（每 1ml 相当于 100μg 的 SO_4^{2-}）2ml，置 50ml 纳氏比色管中，加水使成约 40ml，加稀盐酸 2ml，摇匀，即得对照溶液。于供试品溶液与对照溶液中，分别加入 25% 氯化钡溶液 5ml，用水稀释至 50ml，充分摇匀，放置 10min，同置黑色背景上，从比色管上方向下观察、比较，不得更浓（0.01%）。

6. 亚硫酸盐与可溶性淀粉 取本品 1.0g，加水 10ml 溶解后，加碘试液 1 滴，应即显黄色。

7. 干燥失重　取本品，在 105℃ 干燥至恒重，减失重量为 7.5% ~ 9.5%。

8. 炽灼残渣　不得过 0.1%。

9. 蛋白质　取本品 1.0g，加水 10ml 溶解后，加磺基水杨酸溶液（1→5）3ml，不得发生沉淀。

10. 钡盐　取本品 2.0g，加水 20ml 溶解后，溶液分成两等份，一份中加稀硫酸 1ml，另一份中加水 1ml，摇匀，放置 15min，两液均应澄清。

11. 钙盐　取本品 1.0g，加水 10ml 溶解后，加氨试液 1ml 与草酸铵试液 5ml，摇匀，放置 1h，如发生浑浊，与标准钙溶液［精密称取碳酸钙 0.1250g，置 500ml 量瓶中，加水 5ml 与盐酸 0.5ml 使溶解，用水稀释至刻度，摇匀。每 1ml 相当于 0.1mg 的钙（Ca）］1.0ml 制成的对照液比较，不得更浓（0.01%）。

12. 铁盐　取本品 2.0g，加水 20ml 溶解后，加硝酸 3 滴，缓慢煮沸 5min，放冷，用水稀释制成 45ml，加硫氰酸铵溶液（30→100）3.0ml，摇匀，如显色，与标准铁溶液 2.0ml 用同一方法制成的对照液比较，不得更深（0.001%）。

13. 重金属　取 25ml 纳氏比色管三支，甲管中加标准铅溶液（每 1ml 相当于 10μg 的 Pb）2.0ml，醋酸盐缓冲液（pH 3.5）2ml，加水稀释成 25ml；乙管取本品 4.0g，加水适量溶解，加醋酸盐缓冲液（pH 3.5）2ml，加水稀释成 25ml；丙管取本品 4.0g，加水适量溶解，加标准铅溶液（每 1ml 相当于 10μg 的 Pb）2.0ml，加醋酸盐缓冲液（pH 3.5）2ml，加水稀释成 25ml。若供试品溶液带颜色，可在甲管中滴加少量的稀焦糖溶液或其他无干扰的有色溶液，使之与乙、丙管一致；再在各管分别加硫代乙酰胺试液 2ml，摇匀，再放置 2min，同置白纸上，自上向下透视，当丙管中显出的颜色不浅于甲管时，乙管中显示的颜色与甲管比较，不得更深，含重金属不得超过百万分之五（0.0005%）。

14. 砷盐　取本品 2.0g，置检砷瓶中，加水 5ml 溶解后，加稀硫酸 5ml 与溴化钾溴试液 0.5ml，置水浴上加热约 20min，使保持稍过量的溴存在，必要时，再补加溴化钾溴试液适量，并随时补充蒸发的水分，放冷，加盐酸 5ml 与水适量使成 28ml，再加碘化钾试液 5ml 及酸性氯化亚锡试液 5 滴，在室温放置 10min 后，加锌粒 2g，迅速将瓶塞塞紧（瓶塞上已安放好装有醋酸铅棉花及溴化汞试纸的检砷管），保持反应温度在 25 ~ 40℃（视反应快慢而定，但不应超过 40℃）。45min 后，取出溴化汞试纸，将生成的砷斑与标准砷斑进行比较，不得更深，含砷盐重量不得超过百万分之一（0.0001%）。

标准砷对照液的制备：精密量取标准砷溶液（每 1ml 相当于 1μg 的 As）2ml，置检砷瓶中，加盐酸 5ml 与水 21ml，照供试品的制备，自"再加碘化钾试液 5ml"起，依法操作即得。

15. 微生物限度　取本品 10g，用 pH 7.0 无菌氯化钠 - 蛋白胨缓冲液制成 1∶10 的供试液。

（1）需氧菌总数、霉菌和酵母菌总数　取供试液 1ml，依法检查（通则 1105 平皿法），1g 供试品中需氧菌总数不得超过 1000cfu，霉菌和酵母菌总数不得超过 100cfu。

（2）大肠埃希菌　取 1：10 的供试液 10ml，依法检查（通则 1106），1g 供试品中不得检出。

四、注意事项

1. 选择配对的纳氏比色管，用清洁液洗涤除去污物，再用水冲洗干净，采用旋摇的方法使管内液体混合均匀。

2. 根据检查实验一般允许误差为 ±10% 的要求和药品试剂的取用量，选择合适的容量仪器。

3. 实验中必须平行操作，即加入试剂量等均应一致，观察时，两管受光照的程度应一致，使光线从正面照入，比色时置白色背景上，比浊时置黑色背景上，自上而下观察。

4. 注意刻度吸管的正确使用和观察。

五、思考题

1. 检查在药品质量控制中的意义及一般杂质检查的主要项目是什么？
2. 标准对照法操作应遵循的原则是什么？
3. 重金属与砷盐检查的原理是什么？所加各试剂的作用。
4. 葡萄糖杂质检查中标准溶液的取用量如何确定？

附录

一、澄清度检查法

澄清度检查法系将药品溶液与规定的浊度标准液相比较，用以检查溶液的澄清程度。除另有规定外，应采用第一法进行检测。

品种项下规定的"澄清"系指供试品溶液的澄清度与所用溶剂相同，或不超过 0.5 号浊度标准液的浊度。"几乎澄清"系指供试品溶液的浊度介于 0.5 号至 1 号浊度标准液的浊度之间。

（一）第一法（目视法）

除另有规定外，按各品种项下规定的浓度要求，在室温条件下，将用水稀释至一定浓度的供试品溶液与等量的浊度标准液分别置于配对的比浊用玻璃管（内径 15~16mm，平底，具塞，以无色、透明、中性硬质玻璃制成）中，在浊度标准液制备 5min 后，在暗室内垂直同置于伞棚灯下，照度为 1000Lux，从水平方向观察、比较。除另有规定外，供试品溶解后应立即检视。

第一法无法准确判定两者的澄清度差异时，改用第二法进行测定并以其测定结果进行判定。

1. 浊度标准贮备液的制备　称取于 105℃ 干燥至恒重的硫酸肼 1.00g，置 100ml 量瓶中，加水适量使溶解，必要时可在 40℃ 的水浴中温热溶解，并用水稀释至刻度，摇匀，放置 4~6h；取此溶液与等容量的 10% 乌洛托品溶液混合，摇匀，于 25℃ 避光静置 24h，即得。该溶液置冷处避光保存，可在 2 个月内使用，用前摇匀。

2 浊度标准原液的制备　取浊度标准贮备液 15.0ml，置 1000ml 量瓶中，加水稀释至刻度，摇匀，取适量，置 1cm 吸收池中，照紫外 - 可见分光光度法，在 550nm 的波长处测定，其吸光度应在 0.12 ~ 0.15 范围内。该溶液应在 48h 内使用，用前摇匀。

3. 浊度标准液的制备　取浊度标准原液与水，按表 2 - 1 配制，即得。浊度标准液应临用时制备，使用前充分摇匀。

表 2 - 1　浊度标准液的配制

级号	0.5	1	2	3	4
浊度标准原液（ml）	2.50	5.0	10.0	30.0	50.0
水（ml）	97.50	95.0	90.0	70.0	50.0

（二）第二法（浊度仪法）

供试品溶液的浊度可采用浊度仪测定。溶液中不同大小、不同特性的微粒物质包括有色物质均可使入射光产生散射，通过测定透射光或散射光的强度，可以检查供试品溶液的浊度。仪器测定模式通常有三种类型：透射光式、散射光式和透射光 - 散射光比较测量模式（比率浊度模式）。

1. 仪器的一般要求　采用散射光式浊度仪时，光源峰值波长约为 860nm；测量范围应包含 0.01 ~ 100NTU。在 0 ~ 10NTU 范围内分辨率应为 0.01NTU；在 10 ~ 100NTU 范围内分辨率应为 0.1NTU。

2. 适用范围及检测原理　本法采用散射光式浊度仪，适用于低、中浊度无色供试品溶液的浊度测定（浊度值为 100NTU 以下的供试品）。因为高浊度的供试品会造成多次散射现象，使散射光强度迅速下降，导致散射光强度不能正确反映供试品的浊度值。0.5 号至 4 号浊度标准液的浊度值范围为 0 ~ 40NTU。

采用散射光式浊度仪测定时，入射光和测定的散射光呈 90°，入射光强度和散射光强度关系式如下：

$$I = K'T I_0$$

式中，I 为散射光强度，单位为 cd；I_0 为入射光强度，单位为 cd；K' 为散射系数；T 为供试品溶液的浊度值，单位为 NTU（NTU 是基于福尔马肼浊度标准液测定的散射浊度单位，福尔马肼浊度标准液即为第一法中的浊度标准贮备液）。

在入射光强度 I_0 不变的情况下，散射光强度 I 与浊度值成正比，因此，可以将浊度测量转化为散射光强度的测量。

3. 系统的适用性试验　仪器应定期（一般每月一次）对浊度标准液的线性和重复性进行考察，采用 0.5 号至 4 号浊度标准液进行浊度值测定，浊度标准液的测定结果（单位 NTU）与浓度间应呈线性关系，线性方程的相关系数应不低于 0.999；取 0.5 号至 4 号浊度标准液，重复测定 5 次，0.5 号和 1 号浊度标准液测量浊度值的相对标准偏差应不大于 5%，2 ~ 4 号浊度标准液测量浊度值的相对标准偏差不大于 2%。

4. 测定法　按照仪器说明书要求并采用规定的浊度液进行仪器校正。溶液剂直接取样测定；原料药或其他剂型按照各论项下的标准规定制备供试品溶液，临用时制备。分别取供试品溶液和相应浊度标准液进行测定，测定前应摇匀，并避免产生气泡，读取浊度值。供试品溶液浊度值不得大于相应浊度标准液的浊度值。

二、氯化物检查法

除另有规定外，取各品种项下规定量的供试品，加水溶解使成25ml（溶液如显碱性，可滴加硝酸使成中性），再加稀硝酸10ml；溶液如不澄清，应滤过；置50ml纳氏比色管中，加水使成约40ml，摇匀，即得供试品溶液。另取该品种项下规定量的标准氯化钠溶液，置50ml纳氏比色管中，加稀硝酸10ml，加水使成40ml，摇匀，即得对照溶液。于供试品溶液与对照溶液中，分别加入硝酸银试液1.0ml，用水稀释至50ml，摇匀，在暗处放置5min，同置黑色背景上，从比色管上方向下观察、比较，即得。

供试品溶液如带颜色，除另有规定外，可取供试品溶液两份，分置50ml纳氏比色管中，一份中加硝酸银试液1.0ml，摇匀，放置10min，如显浑浊，可反复滤过，至滤液完全澄清，再加规定量的标准氯化钠溶液与水适量使成50ml，摇匀，在暗处放置5min，作为对照溶液；另一份中加硝酸银试液1.0ml与水适量使成50ml，摇匀，在暗处放置5min，按上述方法与对照溶液比较，即得。

标准氯化钠溶液的制备：称取氯化钠0.165g，置1000ml量瓶中，加水适量使溶解并稀释至刻度，摇匀，作为贮备液。临用前，精密量取贮备液10ml，置100ml量瓶中，加水稀释至刻度，摇匀，即得（1ml相当于10μg的Cl）。

注意：用滤纸滤过时，滤纸中如含有氯化物，可预先用含硝酸的水溶液洗净后使用。

三、硫酸盐检查法

除另有规定外，取各品种项下规定量的供试品，加水溶解使成约40ml（溶液如显碱性，可滴加盐酸使成中性）；溶液如不澄清，应滤过；置50ml纳氏比色管中，加稀盐酸2ml，摇匀，即得供试品溶液。另取该品种项下规定量的标准硫酸钾溶，置50ml纳氏比色管中，加水使成约40ml，加稀盐酸2ml，摇匀，即得对照溶液。于供试溶液与对照溶液中，分别加入25%氯化钡溶液5ml，用水稀释至50ml，充分摇匀，放置10min，同置黑色背景上，从比色管上方向下观察、比较，即得。

供试溶液如带颜色，除另有规定外，可取供试品溶液两份，分置50ml纳氏比色管中，一份中加25%氯化钡溶液5ml，摇匀，放置10min，如显浑浊，可反复滤过，至滤液完全澄清，再加规定量的标准硫酸钾溶液与水适量使成50ml，摇匀，放置10min，作为对照溶液；另一份中加25%氯化钡溶液5ml与水适量使成50ml，摇匀，放置10min，按上述方法与对照溶液比较，即得。

标准硫酸钾溶液的制备：称取硫酸钾0.181g，置1000ml量瓶中，加水适量使溶解并稀释至刻度，摇匀，即得（每1ml相当于100μg的SO₄）。

四、干燥失重测定法

取供试品，混合均匀（如为较大的结晶，应先迅速捣碎使成2mm以下的小粒），取约1g或各品种项下规定的重量，置与供试品相同条件下干燥至恒重的扁形称量瓶中，精密称定，除另有规定外，在105℃干燥至恒重。由减失的重量和取样量计算供试品的干燥失重。

供试品干燥时，应平铺在扁形称量瓶中，厚度不可超过5mm，如为疏松物质，厚度不可超过10mm。放入烘箱或干燥器进行干燥时，应将瓶盖取下，置称量瓶旁，或将瓶盖半开进行干燥；取出时，须将称量瓶盖好。置烘箱内干燥的供试品，应在干燥后取出，置干燥器中放冷，然后称定重量。

供试品如未达规定的干燥温度即融化时，除另有规定外，应先将供试品在低于熔化温度5～10℃的温度下干燥至大部分水分除去后，再按规定条件干燥。生物制品应先将供试品于较低的温度下干燥至大部分水分除去后，再按规定条件干燥。

当用减压干燥器（通常为室温）或恒温减压干燥器（温度应按各品种正文项下的规定设置。生物制品除另有规定外，温度为60℃）时，除另有规定外，压力应在2.67kPa（20mmHg）以下。干燥器中常用的干燥剂为五氧化二磷、无水氯化钙或硅胶；恒温减压干燥器中常用的干燥剂为五氧化二磷。应及时更换干燥剂，使其保持在有效状态。

五、炽灼残渣检查法

取供试品1.0～2.0g或各品种项下规定的重量，置已炽灼至恒重的坩埚（如供试品分子结构中含有碱金属或氟元素，则应使用铂坩埚）中，精密称定，缓缓炽灼至完全炭化，放冷；除另有规定外，加硫酸0.5～1ml使之湿润，低温加热至硫酸蒸气除尽后，在700～800℃炽灼使完全灰化，移置干燥器内，放冷，精密称定后，再在700～800℃炽灼至恒重，即得。

如需将残渣留做重金属检查，则炽灼温度必须控制在500～600℃。

六、铁盐检查法

除另有规定外，取各品种项下规定量的供试品，加水溶解使成25ml，移置50ml纳氏比色管中，加稀盐酸4ml与过硫酸铵50mg，用水稀释使成35ml后，加30%硫氰酸铵溶液3ml，再加水适量稀释成50ml，摇匀；如显色，立即与标准铁溶液一定量制成的对照溶液（取该品种项下规定量的标准铁溶液，置50ml纳氏比色管中，加水使成25ml，加稀盐酸4ml与过硫酸铵50mg，用水稀释使成35ml，加30%硫氰酸铵溶液3ml，再加水适量稀释成50ml，摇匀）比较，即得。

如供试管与对照管色调不一致时，可分别移至分液漏斗中，各加正丁醇20ml提取，待分层后，将正丁醇层移置50ml纳氏比色管中，再用正丁醇稀释至25ml，比较，即得。

标准铁溶液的制备：称取硫酸铁铵 $[FeNH_4(SO_4)_2 \cdot 12H_2O]$ 0.863g，置1000ml量瓶中，加水溶解后，加硫酸2.5ml，用水稀释至刻度，摇匀，作为贮备液。临用前，精密量取贮备液10ml，置100ml量瓶中，加水稀释至刻度，摇匀，即得（每1ml相当于10μg的Fe）。

七、重金属检查法

1. 标准铅溶液的制备　称取硝酸铅 0.1599g，置 1000ml 量瓶中，加硝酸 5ml 与水 50ml 溶解后，用水稀释至刻度，摇匀，作为贮备液。

精密量取贮备液 10ml，置 100ml 量瓶中，加水稀释至刻度，摇匀，即得（每 1ml 相当于 10μg 的 Pb）。本液仅供当日使用。

配制与贮存用的玻璃容器均不得含铅。

2. 第一法　除另有规定外，取 25ml 纳氏比色管三支，甲管中加标准铅溶液一定量与醋酸盐缓冲液（pH 3.5）2ml 后，加水或各品种项下规定的溶剂稀释成 25ml，乙管中加入按各品种项下规定的方法制成的供试液 25ml，丙管中加入与乙管相同量的供试品，加配制供试品溶液的溶剂适量使溶解，再加与甲管相同量的标准铅溶液与醋酸盐缓冲液（pH 3.5）2ml 后，用溶剂稀释成 25ml；若供试品溶液带颜色，可在甲管中滴加少量的稀焦糖溶液或其他无干扰的有色溶液，使之与乙、丙管一致；再在甲、乙、丙三管中分别加硫代乙酰胺试液各 2ml，摇匀，放置 2min，同置白纸上，自上向下透视，当丙管中显出的颜色不浅于甲管时，乙管中显出的颜色与甲管比较，不得更深。如丙管中显出的颜色浅于甲管，应取样按第二法重新检查。

如在甲管中滴加稀焦糖溶液或其他无干扰的有色溶液，仍不能使颜色一致时，应取样按第二法重新检查。

供试品如含高铁盐影响重金属检查时，可在甲、乙、丙三管中分别加入 0.5～1.0g 相同量的维生素 C，再照上述方法检查。

配制供试品溶液时，如使用的盐酸超过 1ml，氨试液超过 2ml，或加入其他试剂进行处理者，除另有规定外，甲管溶液应取同样同量的试剂置瓷皿中蒸干后，加醋酸盐缓冲液（pH 3.5）2ml 与水 15ml，微热溶解后，移置纳氏比色管中，加标准铅溶液一定量，再用水或各品种项下规定的溶剂稀释成 25ml。

3. 第二法　除另有规定外，当需改用第二法检查时，取各品种项下规定量的供试品，按炽灼残渣检查法（通则 0841）进行炽灼处理，然后取遗留的残渣；或直接取炽灼残渣项下遗留的残渣；如供试品为溶液，则取各品种项下规定量的溶液，蒸发至干，再按上述方法处理后取遗留的残渣。加硝酸 0.5ml，蒸干至氧化氮蒸气除尽后（或供试品一定量，缓缓炽灼至完全炭化，放冷，加硫酸 0.5～1ml，使恰湿润，用低温加热至硫酸除尽后，加硝酸 0.5ml，蒸干至氧化氮蒸气除尽后，放冷，在 500～600℃ 炽灼使完全灰化），放冷，加盐酸 2ml，置水浴上蒸干后加水 15ml，滴加氨试液至对酚酞指示液显微粉红色，再加醋酸盐缓冲液（pH 3.5）2ml，微热溶解后，移置纳氏比色管中，加水稀释成 25ml，作为乙管；另取配制供试品溶液的试剂，置瓷皿中蒸干后，加醋酸盐缓冲液（pH 3.5）2ml 与水 15ml，微热溶解后，移置纳氏比色管中，加标准铅溶液一定量，再用水稀释成 25ml，作为甲管；再在甲、乙两管中分别加硫代乙酰胺试液各 2ml，摇匀，放置 2min，同置白纸上，自上向下透视，乙管中显出的颜色与甲管比较，不得更深。

4. 第三法　除另有规定外，取供试品适量，加氢氧化钠试液 5ml 与水 20ml 溶解后，置纳氏比色管中，加硫化钠试液 5 滴，摇匀，与一定量的标准铅溶液同样处理后的颜色比较，不得更深。

八、砷盐检查法

1. 标准砷溶液的制备　称取三氧化二砷 0.132g，置 1000ml 量瓶中，加 20% 氢氧化钠溶液 5ml 溶解后，用适量的稀硫酸中和，再加稀硫酸 10ml，用水稀释至刻度，摇匀，作为贮备液。

临用前，精密量取贮备液 10ml，置 1000ml 量瓶中，加稀硫酸 10ml，用水稀释至刻度，摇匀，即得（每 1ml 相当于 1μg 的 As）。

2. 第一法（古蔡氏法）　仪器装置如图 2-3。

A 为 100ml 标准磨口锥形瓶；B 为中空的标准磨口塞，上连导气管 C（外径 8.0mm，内径 6.0mm），全长约 180mm；D 为具孔的有机玻璃旋塞，其上部为圆形平面，中央有一圆孔，孔径与导气管 C 的内径一致，其下部孔径与导气管 C 的外径相适应，将导气管 C 的顶端套入旋塞下部孔内，并使管壁与旋塞的圆孔适相吻合，黏合固定，E 为中央具有圆孔（孔径 6.0mm）的有机玻璃旋塞盖，与 D 紧密吻合。

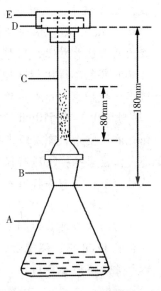

图 2-3　第一法的装置图

测试时，于导气管 C 中装入醋酸铅棉花 60mg（装管高度为 60~80mm），再于旋塞 D 的顶端平面上放一片溴化汞试纸（试纸大小以能覆盖孔径而不露出平面外为宜），盖上旋塞盖 E 并旋紧，即得。

标准砷斑的制备：精密量取标准砷溶液 2ml，置 A 瓶中，加盐酸 5ml 与水 21ml，再加碘化钾试液 5ml 与酸性氯化亚锡试液 5 滴，在室温放置 10min 后，加锌粒 2g，立即将照上法装妥的导气管 C 密塞于 A 瓶上，并将 A 瓶置 25~40℃ 水浴中，反应 45min，取出溴化汞纸试，即得。

若供试品需经有机破坏后再行检砷，则应取标准砷溶液代替供试品，照各药品项下规定的方法同法处理后，依法制备标准砷斑。

检查法：取照各品种项下规定方法制成的供试品溶液，置 A 瓶中，照标准砷斑的制备，自"再加碘化钾试液 5ml"起，依法操作。将生成的砷斑与标准砷斑比较，不得更深。

3. 第二法（二乙基二硫代氨基甲酸银法）　仪器装置如图 2-4。

A 为 100ml 标准磨口锥形瓶；B 为中空的标准磨口塞，上连导气管 C（一端外径为 8mm，内径为 6mm；另一端长为 180mm，外径为 4mm，内径为 1.6mm，尖端内径为 1mm），D 为平底玻璃管（长为 180mm，内径为 10mm，于 5.0ml 处有一刻度）。

测试时，于导气管 C 中装入醋酸铅棉花 60mg（装管高度约 80mm），并于 D 管中精密加入二乙基二硫代氨基甲酸银试液 5ml。

标准砷对照液的制备：精密量取标准砷溶液 2ml，置 A 瓶中，加盐酸 5ml 与水

21ml，再加碘化钾溶液 5ml 与酸性氯化亚锡试液 5 滴，在室温放置 10min 后，加锌粒 2g，立即将导气管 C 与 A 瓶密塞，使生成的砷化氯气体导入 D 管中，并将 A 瓶置 25~40℃水浴中反应 45min，取出 D 管，添加三氯甲烷至刻度，混匀，即得。

若供试品需经有机破坏后再行检砷，则应取标准砷溶液代替供试品，照各品种项下规定的方法同法处理后，依法制备标准砷对照液。

检查法：取照各品种项下规定方法制成的供试品溶液，置 A 瓶中，照标准砷对照液的制备，自"再加碘化钾试液 5ml"起，依法操作。将所得溶液与标准砷对照液同置白色背景上，从 D 管上方向下观察、比较，所得溶液的颜色不得比标准砷对照液更深，必要时，可将所得溶液转移至 1cm 吸收池中，照紫外－可见分光光度法（通则 0401）在 510nm 波长处以二乙基二硫代氨基甲酸

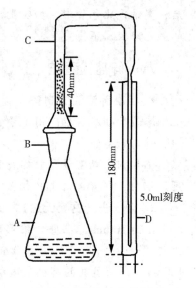

图 2-4　第二法的装置图

银试液做空白，测定吸光度，与标准砷对照液按同法测得的吸光度比较，即得。

注意事项：①所有仪器和试液照本法检查，均不应生成砷斑，或至多生成仅可辨认的斑痕；②制备标准砷斑或标准砷对照液，应与供试品检查同时进行；③本法所用锌粒应无砷，以能通过一号筛的细粒为宜，若使用的锌粒较大时，用量应酌情增加，反应时间亦应延长为 1h；④醋酸铅棉花采取脱脂棉 1.0g，浸入醋酸铅试液和水的等容混合液 12ml 中，湿透后，挤压除去过多的溶液，并使之疏松，在 100℃ 以下干燥后，贮于玻璃塞瓶中备用。

（高晓霞）

实验三　典型化学药的特殊杂质和有关物质检查

一、目的要求

1. 掌握　容量法、比色法、薄层色谱法、高效液相色谱法、紫外分光光度法和旋光法等用于特殊杂质检查的原理和操作。

2. 熟悉　本实验中药物特殊杂质的来源和检查原理。

二、双水杨酯中游离水杨酸的检查

1. 原理　双水杨酯是以水杨酸为原料酯化而成的，在生产过程中因酯化反应不完全，或在精制过程和贮藏期间的水解均可产生水杨酸。其检查原理是利用水杨酸可与三价铁生成有色配位化合物的特性，用硝酸铁溶液显色后，在 530nm 测定吸光度，规定供试品溶液的吸光度不得大于对照品溶液的吸光度。

2. 检查法　取本品 1.0g，加三氯甲烷 20ml 使溶解，作为供试品溶液；取水杨酸约 25mg，精密称定，置 100ml 量瓶中，加三氯甲烷溶解并稀释至刻度，摇匀，精密量取 20ml，作为对照品溶液。分别将供试品溶液和对照品溶液分别置于分液漏斗中，各用硝酸铁溶液〔取硝酸铁 1g，加硝酸溶液（0.1→100）溶解，并稀释成 1000ml〕提取 4 次，每次 20ml，分取硝酸铁溶液，滤过，置 100ml 量瓶中，并用硝酸铁溶液稀释至刻度，摇匀。照紫外 – 可见分光光度法，在 530nm 的波长处分别测定吸光度。供试品溶液的吸光度不得大于对照品溶液的吸光度。

3. 注意事项

（1）用硝酸铁溶液提取时，要将两相充分混合，但要防止乳化现象。

（2）滤过时用湿润的滤纸，全部滤过后要用少量硝酸铁溶液洗涤滤纸，洗液与滤液一同置于 100ml 量瓶中，并用硝酸铁溶液稀释至刻度。

三、硫酸奎宁中其他金鸡纳碱的检查

1. 原理　奎宁主要来源于金鸡纳树皮，在提取分离过程中除了得到奎宁外，还可得到奎宁丁、辛可丁、辛可尼定等其他金鸡纳碱。其他金鸡纳碱与奎宁都是有机生物碱类化合物，所以多采用自身稀释对照法进行检查。薄层色谱法设备简单，操作简便，灵敏度和分辨率较高，在有关物质检查中应用广泛。

2. 薄层板的制备　取硅胶 G 4.5g，加水约 18ml，研磨至适宜稠度，可铺于 5cm × 20cm 板 3 块（厚度 0.2 ~ 0.3mm）。自然干燥后，于 105℃活化 1h，置干燥器内备用。

3. 检查法　取本品，加稀乙醇稀释制成每 1ml 中约含 10mg 的溶液，作为供试品溶液；精密量取供试品溶液适量，加稀乙醇稀释制成每 1ml 中约含 50μg 的溶液，作为对照溶液。按照薄层色谱法，吸取上述两种溶液各 5μl，分别点于同一硅胶 G 薄层板上，以三氯甲烷 – 丙酮 – 二乙胺（5：4：1.25）为展开剂，展开，微热使展开剂挥散，喷以碘铂酸钾试液使显色。供试品溶液如显杂质斑点，与对照溶液的主斑点比较，不得更深。

4. 注意事项　自身稀释对照法仅限于杂质斑点与主成分斑点颜色相同或相近的情况下使用。

四、醋酸可的松中有关物质的检查

1. 原理　甾体激素类药物的有关物质与药物化学结构相似，且单一杂质含量较少、无法得到杂质对照品，适用于不加校正因子的主成分自身对照法。高效液相色谱法分离效能高，灵敏度高，专属性强。

2. 色谱条件与系统适用性试验　用十八烷基硅烷键合硅胶为填充剂；以乙腈 – 水（36：64）为流动相；检测波长为 254nm；进样体积 20μl。取醋酸可的松与醋酸氢化可的松各适量，用乙腈溶解并稀释制成每 1ml 中各含 10μg 的溶液，进行系统适用性试验测试。理论板数按醋酸可的松峰计算不低于 3500，醋酸可的松峰与醋酸氢化可的松峰的分离度应大于 4.0。

3. 检查法　取本品适量，用乙腈溶解并稀释制成每 1ml 中约含 1mg 的溶液，作为

供试品溶液；精密量取供试品溶液 1ml，置 100ml 量瓶中，加乙腈稀释至刻度，摇匀，作为对照溶液。精密量取供试品溶液与对照溶液，分别注入液相色谱仪，记录色谱图至主成分峰保留时间的 2.5 倍。供试品溶液的色谱图中如有杂质峰，单个杂质峰面积不得大于对照溶液主峰面积的 0.5 倍，各杂质峰面积的和不得大于对照溶液主峰面积的 1.5 倍，小于对照溶液主峰面积的 0.01 倍的峰忽略不计。

4. 注意事项 不加校正因子的主成分自身对照法适用于杂质与主成分的结构相似，响应因子基本相同，否则造成定量误差。

五、肾上腺素中酮体的检查

1. 原理 利用药物与杂质紫外吸收的差异进行检查，如果药物在杂质的某一吸收波长处没有吸收，则可在此波长处测定样品溶液的吸光度，通过控制样品溶液的吸光度来控制杂质限量。肾上腺素由酮体氢化制得，易引入酮体杂质。药物在 310nm 处没有吸收，而酮体有吸收，可以通过控制 310nm 处吸光度来控制酮体的限量。

2. 检查法 取本品，加盐酸溶液（9→2000）制成每 1ml 中含 2.0mg 的溶液，照紫外－可见分光光度法，在 310nm 波长处测定，吸光度不得过 0.05。

3. 注意事项

（1）测定前要将紫外－可见分光光度仪进行校正。

（2）以盐酸溶液（9→2000）为空白对照。

六、维生素 E 中生育酚的检查

1. 原理 利用生育酚的还原性，在一定条件下可以被硫酸铈定量氧化。根据消耗硫酸铈滴定液（0.01mol/L）的体积来控制生育酚的限量。

2. 检查法 取本品 0.10g，加无水乙醇 5ml 溶解后，加二苯胺试液 1 滴，用硫酸铈滴定液（0.01mol/L）滴定，消耗的硫酸铈滴定液（0.01mol/L）不得过 1.0ml。

3. 注意事项

（1）滴定终点至溶液由亮黄色转变为灰紫色，持续 10s。

（2）每 1ml 硫酸铈滴定液（0.01mol/L）相当于 0.002154g 的生育酚。

七、硫酸阿托品中莨菪碱的检查

1. 原理 利用药物与杂质有无旋光性的差异进行检查。硫酸阿托品是消旋体，无旋光；莨菪碱是左旋体，有旋光。通过测定一定浓度硫酸阿托品溶液的旋光度来控制莨菪碱的限量。

2. 检查法 取本品，按干燥品计算，加水制成每 1ml 中含 50mg 的溶液，依法测定，旋光度不得过 $-0.40°$。

3. 注意事项

（1）旋光度测定一般应在溶液配制后 30min 内进行测定。

（2）旋光计的使用应严格按照操作规程进行，光学玻璃应用擦镜纸擦拭。

八、左氧氟沙星中光学异构体的检查

1. 原理 左氧氟沙星为氧氟沙星的左旋光学异构体，在其合成过程中必然会产生光学异构体副产物。左氧氟沙星中右氧氟沙星的限量检查采用配合交换手性流动相法测定，其原理是将手性试剂添加到 HPLC 流动相中，与手性药物生成一对可逆的非对映体复合物，根据复合物的稳定性，在流动相中的溶解性以及与固定相的键合力差异，而在非手性固定相上实现分离。常用的金属离子有 Cu^{2+}、Zn^{2+} 和 Ni^{2+} 等，配合剂有 L – 脯氨酸和 D – 苯丙氨酸等。

2. 检查法

（1）溶液配制 取本品适量，用流动相溶解并稀释成每 1ml 中约含 1.0mg 的溶液，作为供试品溶液；精密量取供试品溶液适量，加流动相定量稀释成每 1ml 中约含 10μg 的溶液，作为对照溶液；精密量取对照溶液适量，加流动相定量稀释成每 1ml 中约含 0.5μg 的溶液，作为灵敏度溶液；取左氧氟沙星和氧氟沙星对照品各适量，用流动相溶解并稀释成每 1ml 中约含左氧氟沙星 1mg 和氧氟沙星 20μg 的溶液，作为系统适用性溶液。

（2）色谱条件与系统适用性试验 用十八烷基硅烷键合硅胶为填充剂；以硫酸铜 D – 苯丙氨酸溶液（取 D – 苯丙氨酸 1.32g 与硫酸铜 1g，加水 1000ml 溶解后，用氢氧化钠试液调节 pH 至 3.5）– 甲醇（82∶18）为流动相；柱温 40℃，流速为 1ml/min；检测波长为 294nm；进样体积 20μl。系统适用性溶液色谱图中，右氧氟沙星与左氧氟沙星依次流出，右、左旋异构体峰之间的分离度应符合要求。灵敏度溶液色谱图中，主成分色谱峰峰高的信噪比应大于 10。

（3）测定法 精密量取对照溶液和供试品溶液，分别注入液相色谱仪，记录色谱图。供试品溶液色谱图中右氧氟沙星峰面积不得大于对照溶液主峰面积。

九、阿莫西林中阿莫西林聚合物的检查

1. 原理 阿莫西林是青霉素类药物，在发酵和贮存的过程中有可能发生聚合反应，产生高分子杂质阿莫西林聚合物，而高分子杂质易导致青霉素类药物过敏。

阿莫西林中阿莫西林聚合物采用分子排阻色谱法来检查。分子排阻色谱法又称凝胶色谱法，该法常用的固定相有葡聚糖凝胶、微孔聚合物、微孔硅胶等；流动相根据固定相和供试品的性质选择水或有机溶剂，其原理是利用被测物分子大小的不同导致在固定相上渗透程度不同使组分分离。

2. 检查法

（1）溶液配制 取本品约 0.2g，精密称定，置 10ml 量瓶中，加 2% 碳酸钠溶液 4ml 使溶解，用水稀释至刻度，摇匀，作为供试品溶液；取青霉素对照品适量，精密称定，加水溶解并定量稀释制成每 1ml 中约含 0.2mg 的溶液，作为对照溶液；取蓝色葡聚糖 2000 适量，加水溶解并稀释制成每 1ml 中约含 0.2mg 的溶液，作为系统适用性溶液Ⅰ；称取阿莫西林约 0.2g，置 10ml 量瓶中，加 2% 碳酸钠溶液 4ml 使溶解后，用 0.3mg/ml 的蓝色葡聚糖 2000 溶液稀释至刻度，摇匀，作为系统适用性溶液Ⅱ。

（2）色谱条件与系统适用性试验　用葡聚糖凝胶 G－10（40～120μm）为填充剂；玻璃柱内径 1.0～1.4cm，柱高度 30～40cm；以 pH 8.0 的 0.05mol/L 磷酸盐缓冲液 [0.05mol/L 磷酸氢二钠－0.05mol/L 磷酸二氢钠（95：5）] 为流动相 A，以水为流动相 B，流速为 1.5ml/min，检测波长为 254nm。进样体积为 100～200μl。

系统适用性溶液 I 分别在以流动相 A 和流动相 B 为流动相记录的色谱图中，按蓝色葡聚糖 2000 峰计算，理论板数均不低于 500。拖尾因子均应小于 2.0，蓝色葡聚糖 2000 峰保留时间的比值应在 0.93～1.07。系统适用性溶液 II 在以流动相 A 为流动相记录的色谱图中，高聚体的峰高与单体和高聚体之间的谷高比应大于 2.0。对照溶液色谱图中主峰与供试品溶液色谱图中聚合物峰，与相应色谱系统中蓝色葡聚糖 2000 峰的保留时间的比值均应在 0.93～1.07。以流动相 B 为流动相，精密量取对照溶液，连续进样 5 次，峰面积的相对标准偏差应不大于 5.0%。

（3）测定法　以流动相 A 为流动相，精密量取供试品溶液，注入液相色谱仪，记录色谱图；以流动相 B 为流动相，精密量取对照溶液，注入液相色谱仪，记录色谱图。按外标法以青霉素峰面积计算，并乘以校正因子 0.1，阿莫西林聚合物的量不得过 0.15%。

十、思考题

1. 薄层色谱法检查药物中有关物质的方法通常有哪几种类型？硫酸奎宁中其他金鸡纳碱的检查属于哪种？与其他方法有何异同点？

2. 高效液相色谱法检查药物中有关物质的方法通常有哪几种类型？

3. 试计算双水杨酯中游离水杨酸、硫酸奎宁中其他金鸡纳碱、醋酸泼尼松中有关物质、左氧氟沙星中光学异构体、阿莫西林中阿莫西林聚合物、维生素 E 中生育酚及肾上腺素中酮体（已知酮体 $E_{1cm\ 310nm}^{1\%}$ =453）的杂质限度。

（孙立新）

实验四　气相色谱法测定地塞米松磷酸钠中残留溶剂

一、目的要求

1. 掌握　气相色谱法测定原料药地塞米松磷酸钠中残留溶剂的方法。

2. 熟悉　气相色谱仪的工作原理和操作方法。

二、原理

药品中的残留溶剂系指在原料药、辅料以及制剂生产中使用的，但在工艺过程中未能完全去除的有机挥发性化合物。在原料药合成工艺中，选择适当的溶剂可提高产量或决定药物的性质，如晶型、纯度、溶解速率等。因此有机溶剂在药物合成反应中是必不可少和非常关键的物质。当药品所含的残留溶剂水平高于安全值时，就会对人体或环境产生危害，因此对残留溶剂的控制已越来越受到人们的关注。

目前，药品中残留溶剂的测定方法主要为气相色谱法。气相色谱法不但具有良好的分离能力和高灵敏度，而且特别适合药品中残留溶剂的复杂样品分析。主要分为直接进样气相色谱法、顶空气相色谱法和固相微萃取气相色谱法，其中静态顶空气相色谱法为最常用的残留溶剂测定方法。

顶空进样方法通常以水为溶剂，对于非水溶性的药物，可采用 N, N – 二甲基甲酰胺（DMF）、二甲基亚砜（DMSO）或其他适宜溶剂。溶液直接进样方法用水或合适的溶剂溶解样品。

制备供试品的溶剂的选择应兼顾供试品和被测有机溶剂的溶解度，且所用溶剂应不干扰被测有机溶剂的测定。水是首选溶剂，特别是顶空进样系统。因为水中不含有机溶剂，故干扰较少，且在氢火焰离子化检测器（FID）上，以水为溶剂时，各残留溶剂的灵敏度最高。当药物不溶于水时，可加入适当的酸或碱以增加药物的溶解度，最好选用不挥发的酸或碱。以 DMSO 等为溶剂时，可加入一定量的水以增加检测的灵敏度，或用盐析的方法增加灵敏度。测定含氮的碱性溶剂时，可加入一定量的水以增加检测的灵敏度，或用盐析的方法增加灵敏度。测定含氮的碱性溶剂时，供试品溶液应不呈酸性，以免被测物与酸反应后不易汽化。

一般选用氢火焰离子化检测器（FID），对含卤素的有机溶剂如氯仿等，采用电子捕获检测器（ECD）可得到更高的灵敏度。

通常可根据药物溶剂的残留情况选择合适的检查方法。当需要检查的有机溶剂数量不多，且极性差异较小时，可选择毛细管色谱柱 – 顶空进样 – 等温法。当需要检查的有机溶剂数量较多，且极性、沸点差异较大时，可选择毛细管色谱柱 – 顶空进样 – 程序升温法；也可选择填充柱或适宜极性的毛细管柱直接进样法。

地塞米松磷酸钠在生产过程中使用有机溶剂甲醇、乙醇和丙酮，在原料药中有残留，采用气相色谱法检查其残留量。

地塞米松磷酸钠

三、测定法

1. 溶液的配制

（1）内标溶液的配制　取正丙醇适量，用水稀释制成 0.02%（ml/ml）的溶液。

（2）对照品溶液的配制　取甲醇约 0.3g，乙醇约 0.5g 与丙酮约 0.5g，精密称定，置 100ml 量瓶中，用内标溶液稀释至刻度，摇匀，精密量取 1ml，置 10ml 量瓶中，用上述内标溶液稀释至刻度，摇匀，精密量取 5ml，置顶空瓶中，密封，作为对照品溶液。

（3）供试品溶液的配制　取本品约1.0g，精密称定，置10ml量瓶中，加内标溶液溶解并稀释至刻度，摇匀，精密量取5ml，置顶空瓶中，密封，作为供试品溶液。

2. 色谱条件与系统适用性试验　用6%氰丙基苯基-94%二甲基聚硅氧烷毛细管色谱柱；检测器为火焰离子化检测器（FID）；起始温度为40℃，以5℃/min的速率升温至120℃，维持1min，顶空瓶平衡温度为90℃，平衡时间为60min，理论板数按正丙醇峰计算不低于10000，各成分峰间的分离度均应符合要求。

3. 测定　分别量取供试品溶液与对照品溶液顶空瓶上层气体1ml，注入气相色谱仪，记录色谱图。按内标法以峰面积计算，含甲醇不得过0.3%，乙醇不得过0.5%，丙酮不得过0.5%。

四、注意事项

1. 气相色谱仪的使用　开机时，要先通载气，再升高气化室、检测室和分析柱温度，为使检测室温度始终高于分析柱温度，可先加热检测室，待检测室温度升至近设定温度时再升高分析柱温度；关机前须先降温，待柱温降至50℃以下时，才可停止通载气、关机。

2. 色谱柱的使用温度　各种固定相均有最高使用温度的限制，为延长色谱柱的使用寿命，在分离度达到要求的情况下尽可能选择低的柱温。

3. 检测器的使用　为避免被测物冷凝在检测器上而污染检测器，火焰离子化检测器（FID）的温度必须高于柱温，并不得低于150℃，通常为250~350℃。点火时应关小空气流量和开大H_2流量，待点燃后，慢慢调整到工作比例，一般空气与H_2的流量比为10:1，载气（N_2）与H_2的流量比为（1:1）~（1:1.5）。用峰高定量时，需保持载气流速恒定。

五、思考题

1. 简述等温法和程序升温法的适用范围。
2. 简述改变程序升温速率对各溶剂保留时间和分离度的影响。

（高金薇）

实验五　亚硝酸钠滴定法测定药物的含量

一、目的要求

1. 掌握　亚硝酸钠滴定法的实验原理和操作方法；永停滴定法指示终点的原理和操作要点。

2. 熟悉　软膏剂样品的预处理方法。

二、原理

在酸性溶液中，含有芳伯氨基或水解后生成芳伯氨基的药物与亚硝酸钠溶液发生重氮化反应，生成重氮盐，根据消耗亚硝酸钠滴定液的体积计算药物含量。化学反应式为：

$$Ar—NHCOR + H_2O \xrightarrow[\triangle]{H^+} Ar—NH_2 + RCOOH$$

$$Ar—NH_2 + NaNO_2 + 2HCl \longrightarrow Ar—N_2^+Cl^- + NaCl + 2H_2O$$

　　亚硝酸钠滴定法终点指示方法有电位滴定法、永停滴定法、外指示剂法等，《中国药典》（2020 年版）均采用永停滴定法指示终点。

　　永停滴定法是把两个相同的铂电极插入滴定液中，在两个电极间外加一低电压（例如 50mV）时，若电极在溶液中极化，则在未到滴定终点时，仅有很小或无电流通过；但当到达终点时，滴定液略有过量，使电极去极化，溶液中即有电流通过，电流计指针突然偏转，不再回复。反之，若电极由去极化变为极化，则电流计指针从有偏转回到零点，也不再变动。装置如图 2-5 所示。

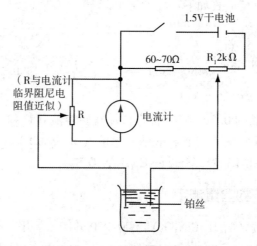

图 2-5　永停滴定法装置图

　　永停滴定法用于重氮化法的终点指示时，先将电极插入供试品的盐酸溶液中，调节 R_1 使加于电极上的电压约为 50mV。滴定过程中，观察电流计指针的变化。终点前，溶液中无亚硝酸，线路无电流通过，电流计指针指零；终点时溶液中有微量亚硝酸存在，电极即起氧化还原反应，线路中遂有电流通过，此时电流计指针突然偏转，并不再回复，即为滴定终点。

　　具体操作方法：取供试品适量，精密称定，置烧杯中，除另有规定外，可加水40ml 与盐酸溶液（1→2）15ml，而后置电磁搅拌器上，搅拌使溶解，再加溴化钾 2g，插入铂-铂电极后，将滴定管的尖端插入液面下约 2/3 处，用亚硝酸钠滴定液（0.1mol/L 或 0.05mol/L）迅速滴定，随滴随搅拌，至近终点时，将滴定管的尖端提出液面，用少量水淋洗尖端，洗液并入溶液中，继续缓缓滴定，至电流计指针突然偏转，并不再回复，即为滴定终点。

三、磺胺甲噁唑的含量测定

本品含磺胺甲噁唑（$C_{10}H_{11}N_3O_3S$）不得少于 99.0%。磺胺甲噁唑的化学名为 N – （5 – 甲基 – 3 – 异恶唑基） – 4 – 氨基苯磺酰胺，化学结构如下。

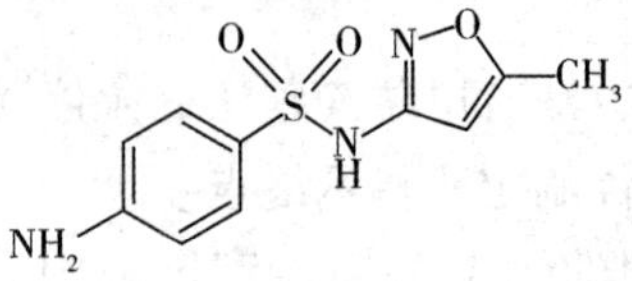

磺胺甲噁唑

1. 原理 磺胺甲噁唑的分子结构中具有芳伯氨基，可以采用亚硝酸钠滴定法测定其含量，永停滴定法指示终点。

重氮化反应的化学反应式如下：

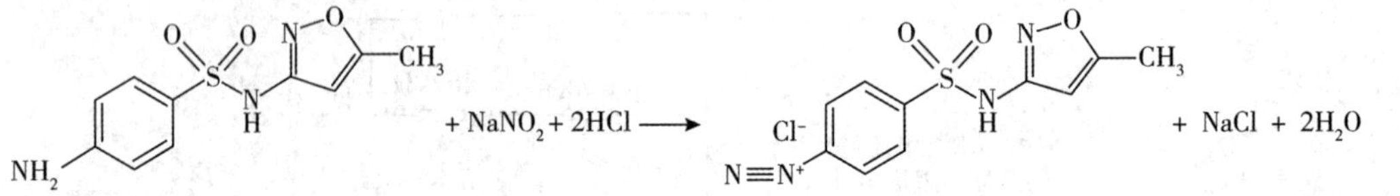

2. 测定法 取本品约 0.5g，精密称定，加盐酸溶液（1→2）25ml，再加水 25ml，振摇使溶解，照永停滴定法，用亚硝酸钠滴定液（0.1mol/L）滴定。每 1ml 亚硝酸钠滴定液（0.1mol/L）相当于 25.33mg 的 $C_{10}H_{11}N_3O_3S$。

四、甲氧氯普胺的含量测定

本品含甲氧氯普胺（$C_{14}H_{22}ClN_3O_2$）不得少于 99.0%。甲氧氯普胺的化学名为 N – [（2 – 二乙氨基)乙基] – 4 – 氨基 – 2 – 甲氧基 – 5 – 氯 – 苯甲酰胺，化学结构如下。

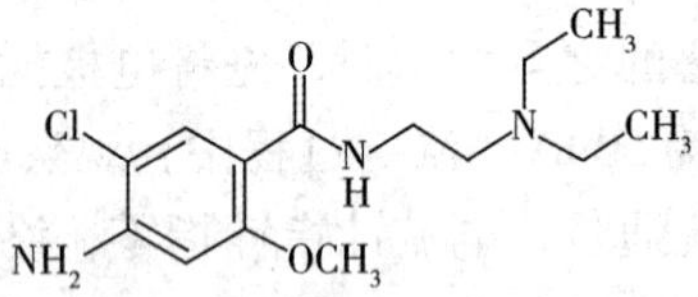

甲氧氯普胺

1. 原理 甲氧氯普胺的分子结构中具有芳伯氨基，可以采用亚硝酸钠滴定法测定其含量，永停滴定法指示终点。

重氮化反应的化学反应式如下：

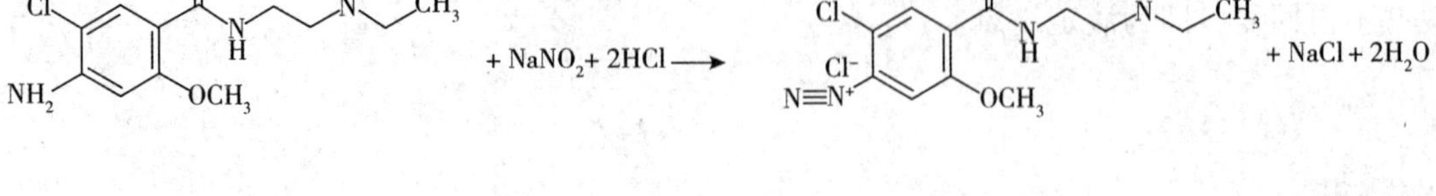

2. 测定法 取本品约 0.25g，精密称定，照永停滴定法，用亚硝酸钠滴定液（0.05mol/L）滴定。每1ml亚硝酸钠滴定液（0.05mol/L）相当于14.99mg的 $C_{14}H_{22}ClN_3O_2$。

五、磺胺嘧啶软膏的含量测定

本品含磺胺嘧啶（$C_{10}H_{10}N_4O_2S$）应为标示量的 90.0% ~110.0%。磺胺嘧啶的化学名为 $N-2-$嘧啶基$-4-$氨基苯磺酰胺，化学结构如下。

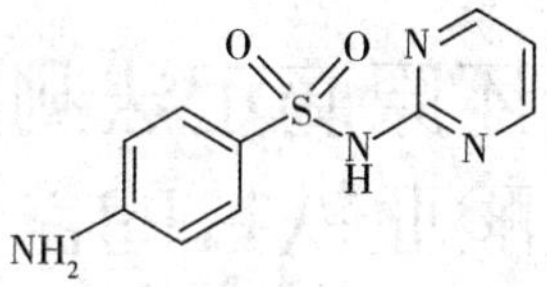

磺胺嘧啶

1. 原理 磺胺嘧啶的分子结构中具有芳伯氨基，可以采用亚硝酸钠滴定法测定其含量，永停滴定法指示终点。

重氮化定量反应的化学反应式如下：

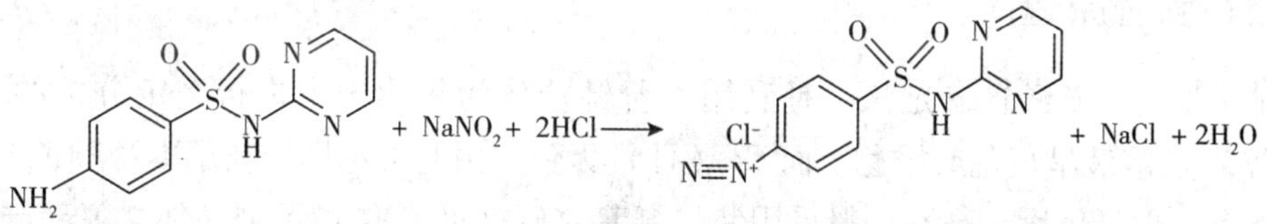

软膏剂主要由药物和基质组成，软膏剂基质可分为油脂性基质和水溶性基质。油脂性基质常用的有凡士林、石蜡、液状石蜡、硅油、蜂蜡、硬脂酸、羊毛脂等。软膏剂在分析前需要对样品进行水浴、凝固基质等预处理过程，以除去辅料对分析测定的影响。

2. 测定法 精密称取本品适量（约相当于磺胺嘧啶 0.5g），加盐酸 10ml 与热水 40ml，置水浴中加热 15min，并不断搅拌，放冷，待基质凝固后，分取溶液，基质再加盐酸 3ml 与水 25ml，置水浴中加热 10min，并不断搅拌，放冷后，分取溶液。将两次的水溶液合并，照永停滴定法，用亚硝酸钠滴定液（0.1mol/L）滴定，每1ml亚硝酸钠滴定液（0.1mol/L）相当于25.03mg的 $C_{10}H_{10}N_4O_2S$。

六、注意事项

1. 药片应尽量研细。

2. 在采用亚硝酸钠滴定法滴定时电磁搅拌的速度不宜过快，以产生空气漩涡为好。

3. 采用永停滴定法指示终点时的注意事项 ①当滴定距等当点较远时，电流计的指针不偏转或有偏转但又立即回到原点或原点附近；②当滴定接近等当点时，每滴1滴亚硝酸钠滴定液，指针有较大的偏转，并回到原点的速度减慢，但在1min内仍能回到原点或原点附近；③当已到达滴定终点时，指针偏转较大，并在1min内不能回到原点或原点附近。

七、思考题

1. 用亚硝酸钠滴定法测定药物含量时为什么要加溴化钾（KBr）？
2. 亚硝酸钠滴定法中永停滴定法指示终点的原理是什么？

（许华容）

实验六　氧化还原滴定法测定硫酸亚铁及硫酸亚铁片的含量

一、目的要求

1. 掌握　高锰酸钾法和铈量法测定药物含量的原理和操作方法。

2. 了解　以邻二氮菲为指示剂的终点判断方法。

二、实验原理

铈量法也称硫酸铈滴定法，是利用4价铈盐作为氧化剂来进行滴定分析的方法。Ce（Ⅳ）盐溶液呈黄色或橙色，而Ce（Ⅲ）无色，由此可利用铈离子本身颜色变化来指示终点，但灵敏度不高，一般采用邻二氮菲–Fe（Ⅱ）作指示剂。邻二氮菲与Fe^{2+}和Fe^{3+}分别形成两种不同颜色的配合物，在化学计量点时发生颜色变化。

硫酸亚铁的测定原理可以用下式表示：

$$2Ce(SO_4) + 2FeSO_4 \longrightarrow Fe_2(SO_4)_3 + Ce_2(SO_4)_3$$

终点时，微过量的Ce^{4+}将指示剂中的Fe^{2+}氧化成Fe^{3+}，使橙红色配合物离子呈淡蓝色或无色，以指示终点的到达。

三、实验内容及步骤

1. 硫酸亚铁原料药的含量测定

（1）性状　本品为淡蓝绿色柱状结晶或颗粒；无臭；在干燥空气中即风化，在湿空气中即迅速氧化变质，表面生成黄棕色的碱式硫酸铁。本品在水中易溶，在乙醇中不溶。

（2）含量测定　取本品约0.5g，精密称定，加稀硫酸与新沸过的冷水各15ml溶解后，立即用高锰酸钾滴定液（0.02mol/L）滴定至溶液显持续的粉红色。每1ml高锰酸钾滴定液（0.02mol/L）相当于27.80mg的$FeSO_4 \cdot 7H_2O$。

本品含$FeSO_4 \cdot 7H_2O$应为98.5% ~ 104.0%。

2. 硫酸亚铁片中硫酸亚铁的含量测定

（1）性状　本品为包衣片，除去包衣后显淡蓝绿色。

（2）含量测定 取本品 10 片，置 200ml 量瓶中，加稀硫酸 60ml 与新沸过的冷水适量，振摇使硫酸亚铁溶解，用新沸过的冷水稀释至刻度，摇匀，用干燥滤纸迅速滤过，精密量取续滤液 30ml，加邻二氮菲指示液数滴，立即用硫酸铈滴定液（0.1mol/L）滴定。每 1ml 硫酸铈滴定液（0.1mol/L）相当于 27.80mg 的 $FeSO_4 \cdot 7H_2O$。

本品含硫酸亚铁（$FeSO_4 \cdot 7H_2O$）应为标示量的 95% ~ 110.0%。

四、注意事项

1. 缓缓滴定并充分振摇，防止局部浓度过高，以免终点提前。
2. 到达终点后，补加一滴指示剂，如褪色即到终点，不褪色，则未到终点。

五、思考题

硫酸亚铁原料药的含量测定方法采用的是高锰酸钾法，而硫酸亚铁片的含量测定方法却采用铈量法，为什么？

六、试液配制

1. 稀硫酸 取硫酸 57ml，加水稀释至 1000ml，即得。本液含 H_2SO_4 应为 9.5% ~ 10.5%。

2. 高锰酸钾滴定液（0.02mol/L）

【配制】取高锰酸钾 3.2g，加水 1000ml，煮沸 15min，密塞，静置 2 日以上，用垂熔玻璃滤器滤过，摇匀。

【贮藏】置玻璃塞的棕色玻瓶中，密闭保存。

（王　新）

实验七　氧瓶燃烧法在含卤素药物分析中的应用

一、目的要求

1. 掌握 氧瓶燃烧法的实验原理及操作技术。
2. 熟悉 含卤素药物检查和含量测定的实验原理和方法。

二、仪器装置

燃烧瓶为 500ml、1000ml 或 2000ml 磨口、硬质玻璃锥形瓶，瓶塞应严密、空心，底部熔封铂丝一根（直径为 1mm），铂丝下端做成网状或螺旋状，长度约为瓶身长度的 2/3，如图 2-6。

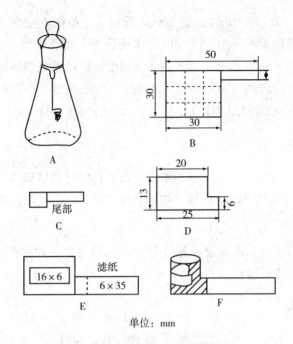

单位: mm

图 2 - 6 氧瓶燃烧法的仪器装置

三、操作方法

精密称取供试品（如为固体，应研细）适量，置于无灰滤纸（如图 2 - 6B）中心，按虚线折叠（如图 2 - 6C）后，固定于铂丝下端的网内或螺旋处，使尾部露出。如为液体供试品，可在透明胶纸和滤纸做成的纸袋中称样，方法为将透明胶纸剪成规定的大小和形状（如图 2 - 6D），中部贴一约 16mm × 6mm 的无灰滤纸条，并于其突出部分贴一 6mm × 35mm 的无灰滤纸条（如图 2 - 6E），将胶纸对折，紧粘住底部及另一边，并使上口敞开（如图 2 - 6F）；精密称定重量，用滴管将供试品从上口滴在无灰滤纸条上，立即捏紧粘住上口，精密称定重量，两次重量之差即为供试品重量。将含有供试品的纸袋固定于铂丝下端的网内或螺旋处，使尾部露出。另在燃烧瓶内加入适当适量吸收液，并将瓶口用水湿润，小心急速通入氧气约 1min（通气管应接近液面，使瓶内空气排尽），立即用表面皿覆盖瓶口，移置他处；点燃包有供试品的滤纸尾部，迅速放入燃烧瓶中，按紧瓶塞，用少量水封闭瓶口，待燃烧完毕（应无黑色碎片）充分振摇，使生成的烟雾完全吸入吸收液中，放置 15min，用少量水冲洗瓶塞及铂丝，合并洗液及吸收液。同法另做空白试验，然后按各品种项下规定的方法进行检查或测定。

四、盐酸洛哌丁胺的含氯量检查

盐酸洛哌丁胺（$C_{29}H_{33}ClN_2O_2 \cdot HCl$）的含氯量应为 13.52% ~ 14.20%。盐酸洛哌丁胺的化学名为 N, N - 二甲基 - α, α - 二苯基 - 4 - （对氯苯基） - 4 - 羟基 - 1 - 哌啶丁酰胺盐酸盐，化学结构式如下。

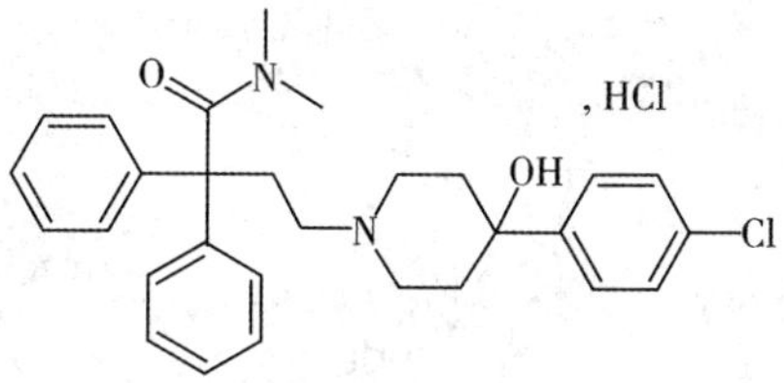

盐酸洛哌丁胺

1. 原理 含氯的有机化合物在氧气中充分燃烧，有机物彻底分解破坏生成二氧化碳和水，而有机结合氯在燃烧时转变为氯化氢。以氢氧化钠溶液为吸收液进行吸收，然后用硝酸汞滴定液（0.005mol/L）滴定，以二苯偕肼-溴酚蓝混合液为指示剂，终点为淡玫瑰红色，计算含氯量。

燃烧的化学反应式为：

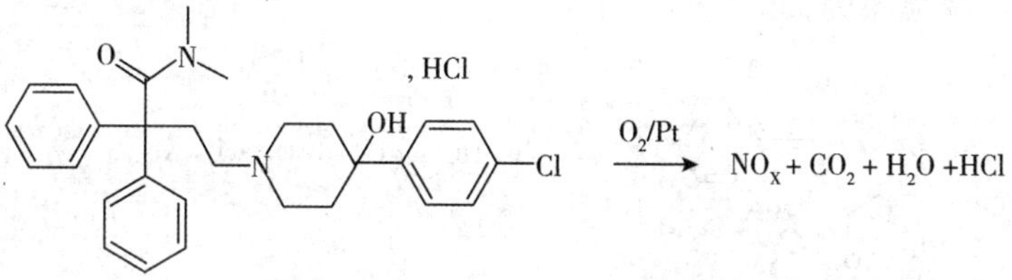

吸收的化学反应式为：

$$HCl + NaOH \longrightarrow NaCl + H_2O$$

滴定的化学反应式为：

$$2Cl^- + Hg^{2+} \longrightarrow HgCl_2$$

终点指示剂变色的化学反应式为：

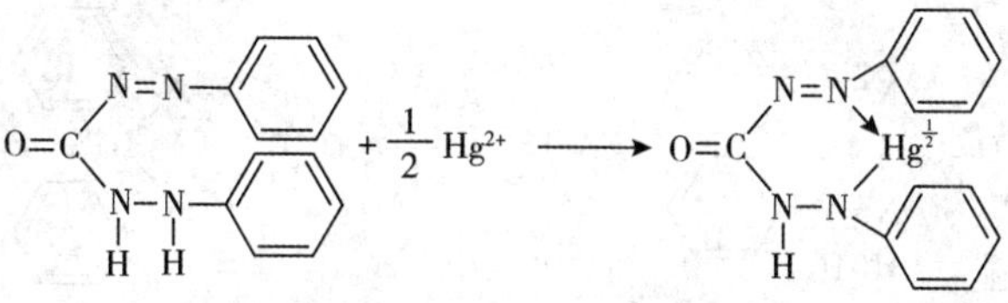

2. 测定法 取本品约 15mg，精密称定，照氧瓶燃烧法进行有机破坏，以 1mol/L 氢氧化钠溶液 20ml 为吸收液，待燃烧完毕后，强力振摇 15min，用少量水冲洗瓶塞及铂丝，洗液并入吸收液中，加溴酚蓝指示液 1 滴，用稀硝酸调节至溶液变为黄色之后，再加稀硝酸 1ml、乙醇 20ml 与 1% 二苯偕肼乙醇溶液 5～10 滴，用硝酸汞滴定液（0.005mol/L）滴定，近终点时强力振摇，至溶液显淡玫瑰红色，并将滴定的结果用空白试验校正。每 1ml 硝酸汞滴定液（0.005mol/L）相当于 0.3545mg 的 Cl。含氯量应为 13.52%～14.20%。

五、氯美扎酮片的含量测定

本品含氯美扎酮（$C_{11}H_{12}ClNO_3S$）应为标示量的 93.0%～107.0%。氯美扎酮的化学名为 3－甲基－2－（4－氯苯基）甲氢－3－4H－1，3－噻嗪－4－酮1，1－二氧化物，化学结构式如下。

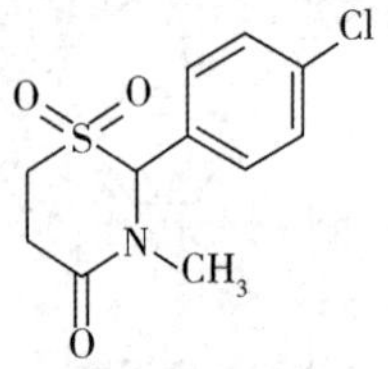

氯美扎酮

1. 原理 氯美扎酮片在氧气中充分燃烧，有机物分解破坏生成二氧化碳和水，而有机结合氯在燃烧时转变为氯化物，被氢氧化钠溶液吸收。然后用硝酸汞滴定液（0.005mol/L）滴定，以二苯卡巴腙 – 溴酚蓝混合液为指示剂，终点为淡玫瑰红色，计算氯美扎酮片的含量。

燃烧的化学反应式为：

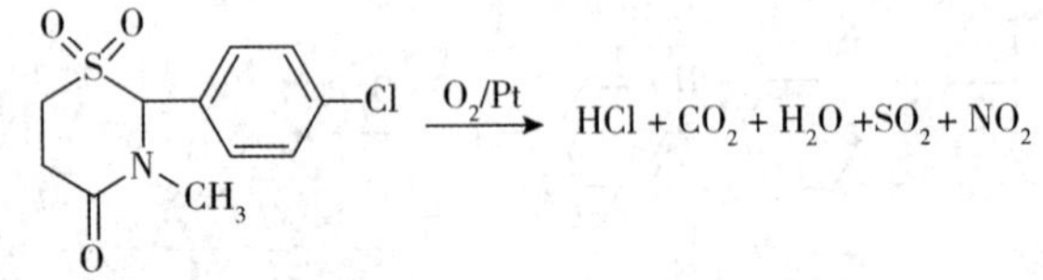

吸收的化学反应式为：

$$HCl + NaOH \longrightarrow NaCl + H_2O$$

滴定的化学反应式为：

$$2Cl^- + Hg^{2+} \longrightarrow HgCl_2$$

终点指示剂变色的化学反应式为：

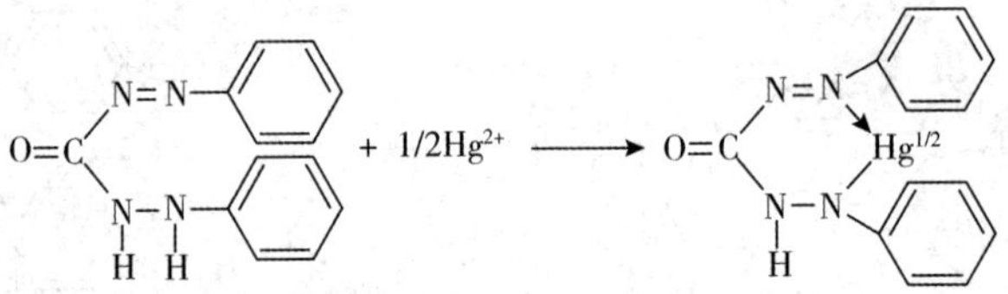

2. 测定法 取本品 20 片，精密称定，研细，精密称取适量（约相当于氯美扎酮 50mg），以 0.2mol/L 氢氧化钠溶液 10ml 为吸收液，照氧瓶燃烧法测定。用 20ml 乙醇冲洗铂丝及瓶壁，加入溴酚蓝与二苯偶氮碳酰肼混合指示液（取二苯偶氮碳酰肼 0.5g 及溴酚蓝 0.05g，溶于 100ml 乙醇中，即得）7 滴，用 0.5mol/L 硝酸溶液调至黄绿色，再用 0.05mol/L 硝酸溶液调至绿色消失呈现黄色，加入 0.05mol/L 硝酸溶液约 0.5ml，用硝酸汞滴定液（0.005mol/L）滴定至玫瑰紫色，每 1ml 硝酸汞液（0.005mol/L）相当 2.737mg 的 $C_{11}H_{12}ClNO_3S$。

六、碘苯酯的含量测定

本品含碘苯酯（$C_{19}H_{29}IO_2$）不得少于 98.0%。碘苯酯的化学名为 10 – 对碘苯基十一酸乙酯与邻、间位的碘苯基十一酸乙酯的混合物。化学结构式如下。

碘苯酯

1. 原理 含碘的有机化合物在氧气中充分燃烧，有机物彻底分解破坏生成二氧化碳和水，而有机结合碘在燃烧时转变为氢碘酸、游离碘和少量碘酸，被碱液吸收，再以溴水将游离碘和氢碘酸氧化成碘酸，在酸性溶液中碘酸能氧化碘化钾，析出的碘用硫代硫酸钠滴定液滴定，以淀粉为指示剂，计算碘苯酯的含量。

燃烧的化学反应式为：

$$R-I \xrightarrow{O_2/Pt} I_2 + I^- + IO_3^- + CO_2 + H_2O$$

吸收的化学反应式为：

$$I_2 + 2NaOH \longrightarrow NaIO + NaI + H_2O$$

$$3NaIO \longrightarrow NaIO_3 + 2NaI$$

测定的化学反应式为：

$$I^- + 3Br_2 + 3H_2O \xrightarrow{HAc} IO_3^- + 6HBr$$

$$IO_3^- + 5I^- + 6H^+ \longrightarrow 3I_2 + 3H_2O$$

$$I_2 + 2Na_2S_2O_3 \longrightarrow 2NaI + Na_2S_4O_6$$

2. 测定法 取本品约20mg，精密称定，照氧瓶燃烧法进行有机破坏，用氢氧化钠试液2ml与水10ml为吸收液，吸收完全后，加溴醋酸溶液（取醋酸钾10g，加冰醋酸适量使溶解，加溴0.4ml，再加冰醋酸使成100ml）10ml，密塞，振摇，放置数分钟，加甲酸约1ml，用水洗涤瓶口，并通入空气流3~5min以除去剩余的溴蒸气，加碘化钾2g，密塞，摇匀，用硫代硫酸钠滴定液（0.02mol/L）滴定，至近终点时，加淀粉指示液，继续滴定至蓝色消失，并将滴定的结果用空白试验校正。每1ml 硫代硫酸钠滴定液（0.02mol/L）相当于1.388mg的$C_{19}H_{29}IO_2$。

七、注意事项

1. 仪器和实验前准备

（1）燃烧瓶应该洗净，不能残留痕量的有机物，以免发生爆炸；在洗净的燃烧瓶中加入吸收液后，用电吹风将瓶口及铂丝螺旋网吹干备用。

（2）包裹样品的无灰滤纸预先叠好，称重滤纸和样品时应用镊子夹，不可直接用手拿。

（3）将样品包夹在铂丝螺旋网中，露出样品包尾部，使其与样品包平面呈垂直状，且松紧适宜，以免燃烧过程中脱落，致使实验失败。

2. 燃烧过程

（1）通氧气的玻璃管应该尽量接近液面，将瓶中空气排尽，通氧气1min使氧气充足，否则氧气不足，样品燃烧不完全，使结果偏低。另外，通氧气时附近不应有火，以免发生事故。

（2）操作中在燃烧时要有防爆措施。检品与滤纸在铂（Pt）催化下，在氧气中燃烧温度可达1000℃以上，如燃烧瓶质量不好或其他原因容易发生爆炸事故，故应在防护橱内进行，也可采取其他简易防护措施如用毛巾包住燃烧瓶。

（3）通氧气后应立即点燃滤纸尾部，迅速插进氧瓶中，按紧瓶塞，并加水密封瓶口。

（4）燃烧完毕后，应强烈振摇氧瓶，保证吸收完全，否则结果偏低。一般强烈振摇半小时，振摇过程中注意补加水密封瓶口，当烟雾完全消失，瓶内呈透明状即可。

3. 测定

（1）盐酸洛哌丁胺的含氯量检查、氯美扎酮片的含量测定　用硝酸汞滴定前必须将溶液用0.5mol/L和0.05mol/L硝酸调至黄色后在加入0.05mol/L硝酸0.5ml，以保证溶液为酸性，因为如果在碱性下滴定，硝酸汞分解为氧化汞而影响测定结果。

（2）碘苯酯注射液中碘苯酯的含量测定　①加溴醋酸溶液后应充分振摇2~3min使反应完全；②加入甲酸除去过多的溴（$Br_2 + HCOOH \rightarrow 2HBr + CO_2$），以免溴干扰测定；③为了除尽氧瓶中残余的溴，应继续通入空气。

八、思考题

1. 在氧瓶燃烧法中，如何选择样品的吸收液和分析方法？
2. 在氧瓶燃烧法中，含碘药物的燃烧产物是什么？

（李　倩　许华容）

实验八　三点校正－紫外分光光度法测定维生素A软胶囊的含量

一、目的要求

1. 掌握　三点校正法测定维生素A含量的基本原理、判别依据和计算方法。

2. 熟悉　软胶囊制剂的分析方法。

二、原理

维生素A醋酸酯和维生素A醇的化学结构式如下。

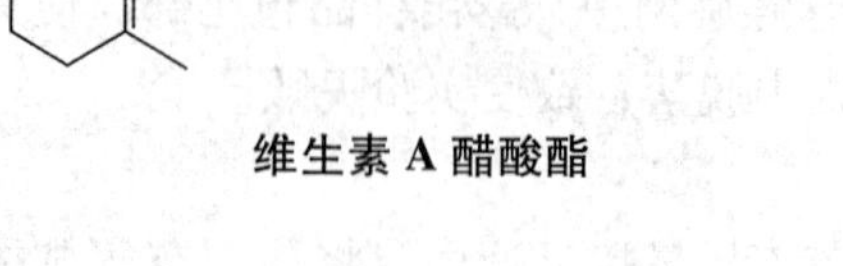

维生素A醋酸酯

维生素 A 醇

维生素 A 分子中具有共轭多烯醇的侧链结构，在 325 ~ 328nm 波长范围内有最大吸收，故可用紫外分光光度法测定其含量。由于维生素 A 软胶囊中含有稀释用油和维生素 A 原料药中混有其他杂质，这些杂质在紫外区也有吸收，所以采用紫外分光光度法测得的吸光度不是维生素 A 独有的吸收。应用校正公式消除非维生素 A 物质的无关吸收所引起的误差，才能求得维生素 A 的真实含量。

三、维生素 A 测定法

取维生素 A 软胶囊内容物适量，精密称定，加环己烷溶解并定量稀释制成每 1ml 中含 9 ~ 15 单位的溶液，照紫外 – 可见分光光度法测定其吸收峰的波长，并在表 2 – 2 所列各波长处测定吸光度，计算各吸光度与波长 328nm 处吸光度的比值和波长 328nm 处的 $E_{1cm}^{1\%}$ 值。

表 2 – 2　维生素 A 在规定波长处的吸光度比值

波长（nm）	300	316	328	340	360
吸光度比值	0.555	0.907	1.000	0.811	0.299

如吸收峰波长在 326 ~ 329nm 之间，且所测得各波长吸光度比值不超过表 2 – 2 中规定的 ± 0.02，可用下式计算含量。

每 1g 供试品中含有的维生素 A 的单位 = $E_{cm}^{1\%}$（328nm）× 1900

如果吸收峰波长在 326 ~ 329nm 之间，但所测得各波长吸光度比值超过上表中规定值的 ± 0.02，应按下式求出校正后的吸光度，然后再计算含量。

$$A_{328}（校正）= 3.52（2A_{328} - A_{316} - A_{340}）$$

若 $\dfrac{A_{328（校正）} - A_{328}}{A_{328}} \times 100\%$ 所得数值在 ± 3.0%，仍以未校正的吸光度 A_{328} 计算含量。

若 $\dfrac{A_{328（校正）} - A_{328}}{A_{328}} \times 100\%$ 所得数值在 − 15% 至 − 3% 之间，则以校正吸光度 A_{328}（校正）计算含量。

若 $\dfrac{A_{328（校正）} - A_{328}}{A_{328}} \times 100\%$ 所得数值小于 − 15% 或大于 + 3%，或者吸收峰波长不在 326nm ~ 329nm 之间，则供试品须经皂化提取，除去干扰后再进行测定。

维生素 A 占标示量的百分含量：

$$标示量\% = \frac{每 1g 内容物含维生素 A 的单位数 \times 平均装量}{标示量} \times 100\%$$

四、样品测定

本品系取维生素 A，加精炼食用植物油（在 0℃ 左右脱去固体脂肪）溶解并调整浓度后制成。每丸含维生素 A 应为标示量的 90.0% ~ 120.%。

1. 软胶囊内容物平均装量的测定 取软胶囊 20 粒，精密称定，倾出内容物（不得损失囊壳），再用刀片切开囊壳，置 50ml 烧杯中，用乙醚洗涤丸壳三次，置通风处，使溶剂挥尽，精密称定壳重，计算每粒内容物的的平均装量。

2. 供试品溶液的制备与测定 取软胶囊内容物适量，精密称定，置 50ml 量瓶中，加环己烷溶解并稀释至刻度，摇匀；再精密量取 2ml，置另一 25ml 的量瓶中，加环己烷稀释至刻度，摇匀，即得（9 ~ 15IU/ml）。

按照维生素 A 测定法操作，计算维生素 A 的标示百分含量。

五、注意事项

1. 维生素 A 遇光易氧化变质，故操作应在半暗室中快速进行。

2. 选用三点校正法测定，若仪器波长不够准确时，即会带入较大误差，故测定前，应校正仪器波长。

六、思考题

1. 按下列操作步骤制备供试品溶液，请计算应取多少软胶囊内容物？（已知软胶囊内容物平均装量为 80mg，标示量为 10000IU）

精密称取软胶囊内容物 Xg，置 50ml 量瓶中，加环己烷稀释至刻度，摇匀，再精密量取 2ml，置另一 50ml 的量瓶中，加环己烷稀释至刻度，摇匀，即得（9 ~ 15 IU/ml）。

2. 如果校正吸光度超过未校正吸光度的 － 15% 或 ＋ 3%，或者吸收峰不 326 ~ 329nm 间，则如何测定供试品含量？

3. 《中国药典》收载的维生素 A 含量测定方法有紫外 － 可见分光光度法和高效液相色谱法，说明各方法的优缺点及适用范围。

（王　彦）

实验九　复方乙酰水杨酸片的含量测定

一、目的要求

1. 掌握 容量分析法在复方制剂分析中的应用方式；复方乙酰水杨酸片中乙酰水杨酸、非那西丁和咖啡因的测定原理。

2. 熟悉 复方片剂含量测定的特点。

二、处方

乙酰水杨酸	220g
非那西丁	150g
咖啡因	35g
制成	1000 片

本品每片中含乙酰水杨酸（$C_9H_8O_4$）应为 0.209～0.231g，含非那西丁（$C_{10}H_{13}O_2N$）应为 0.143～0.158g，含咖啡因（$C_8H_{10}O_2N_4 \cdot H_2O$）应为 31.5～38.5mg。

三、原理

复方乙酰水杨酸片中含有乙酰水杨酸、非那西丁和咖啡因三种主成分，化学结构式如下。各成分之间性质差异较大，需采用不同原理的容量分析方法测定，并同时要考虑成分之间的相互干扰。

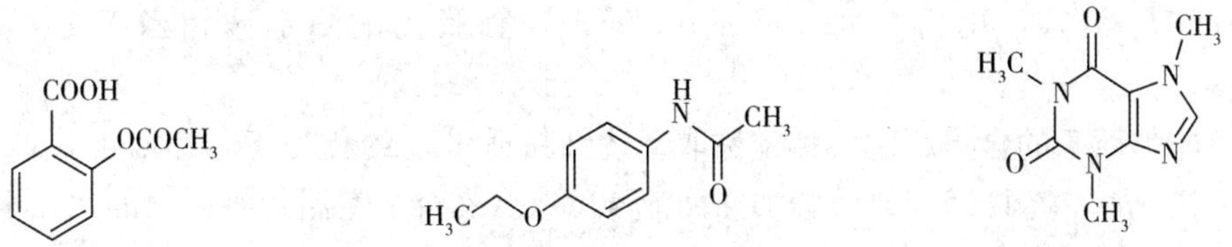

乙酰水杨酸　　　　　　　　非那西丁　　　　　　　　咖啡因

1. 乙酰水杨酸的测定　将残渣溶于中性乙醇，直接用氢氧化钠滴定液（0.1mol/L）滴定游离羧基。

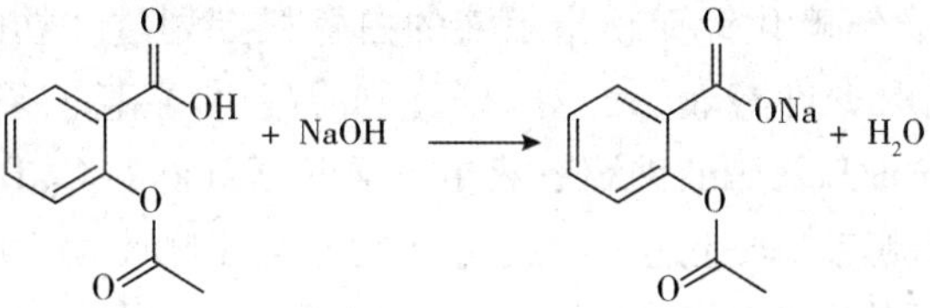

2. 非那西丁的测定

第一步　水解，得到芳香伯胺：

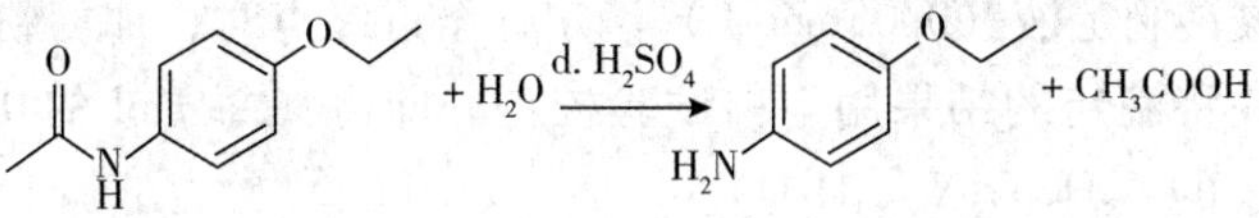

第二步　重氮化定量反应：

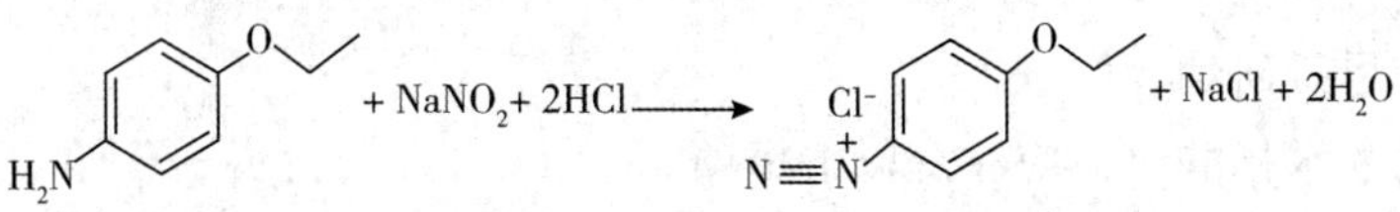

3. 咖啡因的含量测定　在酸性条件与碘定量生成沉淀。

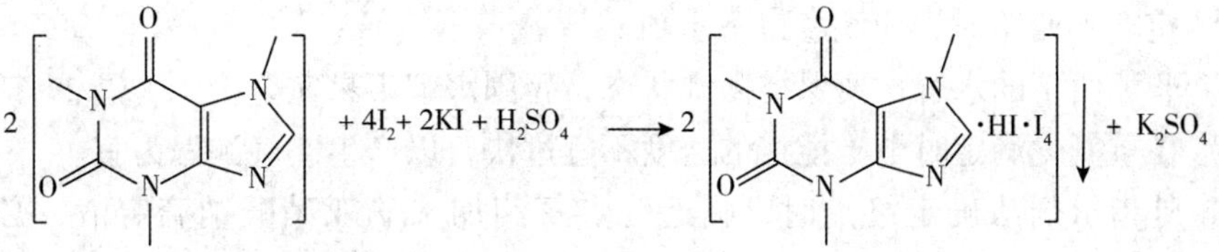

过量的碘用硫代硫酸钠滴定：

$$I_2（剩余） + 2Na_2S_2O_3 \longrightarrow 2NaI + Na_2S_4O_6$$

四、测定法

取本品 20 片，精密称定，研细备用。

1. 乙酰水杨酸的含量测定 取上述细粉适量（约相当于乙酰水杨酸 0.4g），精密称定，置分液漏斗中，加水 15ml，摇匀，用三氯甲烷振摇提取 4 次（20、10、10 与 10ml），三氯甲烷液用一份水 10ml 洗涤，合并三氯甲烷液，置水浴上蒸干，残渣加中性乙醇（对酚酞指示液呈中性）20ml 溶解后，加酚酞指示液 3 滴，用氢氧化钠滴定液（0.1mol/L）滴定，即得（每 1ml 的 0.1mol/L 氢氧化钠滴定液相当于 18.02mg 的 $C_9H_8O_4$）。

2. 非那西丁的含量测定 精密称取上述细粉适量（约相当于非那西丁 0.3g），置锥形瓶中，加稀硫酸 25ml，缓缓加热回流 40min，放冷至室温。将析出的水杨酸滤过，滤渣与锥形瓶用盐酸溶液（1→2）40ml 分数次洗涤，每次 5ml，合并滤液与洗涤液，加溴化钾 3g，溶解后，将滴定管尖端插入液面下约 2/3 处，在不低于 20℃ 的温度下，用亚硝酸钠滴定液（0.1mol/L）迅速滴定。随滴随搅拌。至近终点时，将滴定管尖端提出液面，用少量的水将滴定管尖端洗净，洗液并入溶液中，继续缓缓滴定，至玻璃棒蘸取少量的溶液，在含锌碘化钾淀粉指示液的白瓷板上划过，立即显蓝色的条痕，停止滴定。3min 后，蘸取少许溶液，再划一次，如仍立即显蓝色条痕，即为已至终点，即得（每 1ml 的 0.1mol/L 亚硝酸钠滴定液相当于 17.92mg 的 $C_{10}H_{13}O_2N$）。

3. 咖啡因的含量测定 取上述细粉适量（约相当于咖啡因 50mg），精密称定，加稀硫酸 5ml，充分振摇使咖啡因溶解。滤过，滤液置 50ml 量瓶中，滤器与滤渣用水洗涤 3 次，每次 5ml，合并滤液与洗液。精密加碘滴定液（0.05mol/L）25ml，用水稀释至刻度，摇匀，在约 25℃ 避光放置 15min，摇匀，滤过，弃去初滤液，精密量取续滤液 25ml，用硫代硫酸钠滴定液（0.05mol/L）滴定，至近终点时，加淀粉指示剂，继续滴定至蓝色消失，并将滴定的结果用空白试验校正。即得（每 1ml 的 0.05mol/L 碘滴定液相当于 5.305mg 的 $C_8H_{10}O_2N_4 \cdot H_2O$）。

五、注意事项

1. 药片应尽量研细。

2. 测定乙酰水杨酸时，应注意以下事项。

（1）锥形瓶应干燥，滴定应迅速。

（2）三氯甲烷萃取时应防止乳化。

3. 测定非那西丁时，应注意以下事项。

（1）非那西丁的水解，要保持微沸状态，否则水解不易完全。

（2）在重氮化滴定时电磁搅拌的速度不宜过快，以产生空气漩涡为宜。

（3）外指示剂法确定终点时，临近终点每滴加 1 滴亚硝酸钠滴定液，必须搅拌 1min，再判断终点。用玻璃棒蘸取少许溶液，以正常写字速度在指示剂上划过，若边划边出现蓝色条纹时，即表示已到达终点。

4. 测定咖啡因时，应注意以下事项。

（1）过滤咖啡因与碘形成的沉淀时，需用干燥的滤纸，最初的滤液应弃去 10 ～ 15ml，过少可能影响碘的浓度。过滤时，要注意防止碘液的挥散。

（2）淀粉指示剂不易过早加入。

六、思考题

1. 乙酰水杨酸的测定中可否直接按中和法测定？中性乙醇应如何配制？
2. 用亚硝酸钠滴定法测定非那西丁为什么要加溴化钾（KBr）？
3. 碘量法测定咖啡因含量时，为什么要做空白试验？如何做？

（王　彦）

实验十　气相色谱法测定维生素 E 软胶囊的含量

一、目的要求

1. 掌握　气相色谱法测定维生素 E 软胶囊含量的方法；内标法测定药物含量的计算方法。

2. 熟悉　气相色谱仪的工作原理和操作方法。

二、原理

气相色谱法是集分离与测定于一体的分析方法，适用于多组分混合物的定性、定量分析。该法具有高度选择性，可分离维生素 E 及其异构体，选择性地测定维生素 E。维生素 E 的沸点虽高达 350℃，但仍可不经衍生化直接用气相色谱法测定含量，测定时采用三十二烷做内标。

维生素 E 为苯并二氢吡喃醇的衍生物，有天然型与合成型之分，化学结构式如下。

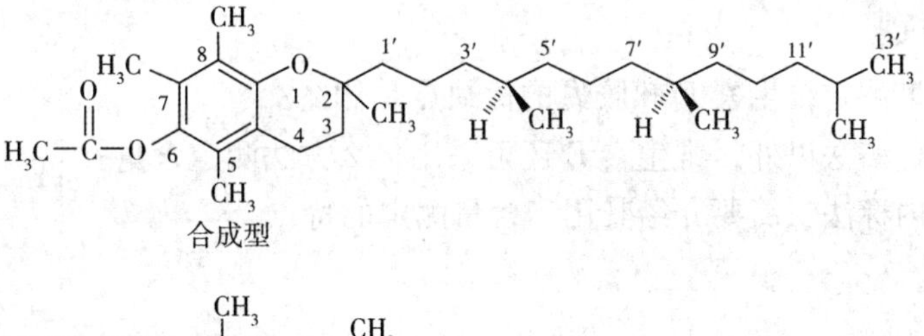

合成型

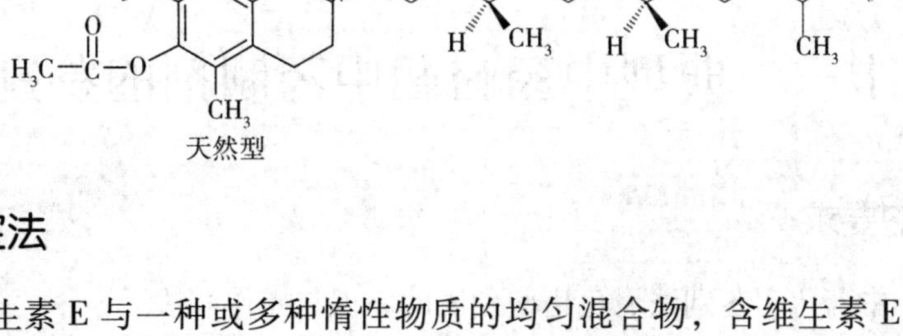

天然型

三、测定法

本品为维生素 E 与一种或多种惰性物质的均匀混合物，含维生素 E（$C_{31}H_{52}O_3$）应为标示量的 90.0% ～ 110.0%。

1. 色谱条件 以硅酮（OV-17）为固定液，涂布浓度为2%的填充柱，或用100%二甲基聚硅氧烷为固定液的毛细管柱；检测器为氢火焰离子化检测器（FID）；柱温为265℃；进样室温度290℃；检测器温度300℃。

2. 系统适用性试验 取维生素E与正三十二烷各适量，加正己烷溶解并稀释成每1ml中含维生素E 2mg与正三十二烷1mg的混合溶液，取1μl注入气相色谱仪，记录色谱图。理论板数按维生素E峰计算应不低于500（填充柱）或5000（毛细管柱），维生素E峰与内标物质峰的分离度应符合规定。

3. 校正因子的测定 取正三十二烷适量，加正己烷溶解并稀释成每1ml中含1.0mg的溶液，作为内标溶液。另取维生素E对照品约20mg，精密称定，置棕色具塞锥形瓶中，精密加入内标溶液10ml，密塞，振摇使溶解，取1～3μl注入气相色谱仪，记录色谱图，计算校正因子。

4. 样品测定 取软胶囊20粒，精密称定，倾出内容物（不得损失囊壳），再用刀片切开囊壳，置50ml烧杯中，用乙醚洗涤丸壳三次，置通风处，使溶剂挥尽，精密称定壳重，计算每粒内容物的的平均装量。

取软胶囊内容物适量（约相当于维生素E 20mg），混合均匀，精密称定，置棕色具塞锥形瓶中，精密加入内标溶液10ml，密塞，振摇使溶解，静置，取上清液1～3μl注入气相色谱仪，记录色谱图。按内标法以峰面积计算。

按下式计算维生素E标示量的百分含量：

$$标示量\% = \frac{f \times \frac{A_x C'_s}{A'_s} \times \overline{W} \times D}{W \times 标示量} \times 100\%$$

式中，A_x为供试品峰面积；A'_s为内标物质的峰面积；C'_s为内标物质的浓度；D为稀释倍数；$\overline{W}$为平均装量；W为供试品量；f为校正因子。

四、思考题

1. 气相色谱测定维生素E软胶囊的优缺点是什么？
2. 除气相色谱法以外，维生素E还可采用什么方法测定含量？
3. 什么是内标法？简要介绍其用于含量测定的特点。

（王 彦）

实验十一 典型中药材和中药制剂的鉴别实验

一、目的要求

1. 掌握 中药化学鉴别法、色谱鉴别法的原理与操作方法。

2. 熟悉 中药显微鉴别的操作方法。

3. 了解 中药DNA鉴别的原理和操作方法。

二、方法简介

中药鉴别包括鉴定和研究中药品种和质量的项目，包括性状鉴别、显微鉴别、理化鉴别和生物学鉴别等。性状鉴别是对中药的颜色、形状、大小、表面、质地、断面及气味等外观性指标的感官鉴别。显微鉴别是利用显微镜观察中药的内部组织构造、细胞形状及其内含物的特征。理化鉴别是利用中药的某些活性成分或指标成分的理化性质，通过经典的分析方法或现代仪器分析方法达到鉴别的目的。理化鉴别法包括一般化学鉴别法、升华法、光谱法、色谱法等，其中色谱法由于具有分离分析的双重功能，得到广泛应用。

三、显微鉴别法

1. 大黄

（1）来源与制法　本品为蓼科植物掌叶大黄 *Rheum palmatum* L.、唐古特大黄 *Rheum tanguticum* Maxim. ex Balf. 或药用大黄 *Rheum offcihale* Baill. 的干燥根和根茎。秋末茎叶枯萎或次春发芽前采挖，除去细跟，刮去外皮，切瓣或段，绳穿成串干燥或直接干燥。

（2）鉴别法

1）本品横切面　根木栓层和栓内层大多已除去。韧皮部筛管群明显；薄壁组织发达，形成层成环。木质部射线较密，宽 2～4 列细胞，内含棕色物；导管非木化，常 1 至数个相聚，稀疏排列。薄壁细胞含草酸钙簇晶，并含多数淀粉粒。

根茎髓部宽广，其中常见黏液腔，内有红棕色物；异型维管束散在，形成层成环，木质部位于形成层外方，韧皮部位于形成层内方，射线呈星状射出。

2）本品粉末　黄棕色。草酸钙簇晶直径 20～160μm，有的至 190μm。具缘纹孔导管、网纹导管、螺纹导管及环纹导管非木化。淀粉粒甚多，单粒类球形或多角形，直径 3～45μm，脐点星状；复粒由 2～8 分粒组成。

2. 六味地黄丸的鉴别

（1）处方与制法　取熟地黄 160g，酒萸肉 80g，牡丹皮 60g，山药 80g，茯苓 60g，泽泻 60g，粉碎成细粉，过筛，混匀。用乙醇泛丸，干燥，制成水丸，或每 100g 粉末加炼蜜 35～50g 与适量的水，制丸，干燥，制成水蜜丸；或加炼蜜 80～110g 制成小蜜丸或大蜜丸，即得六味地黄丸。

（2）鉴别法　取本品，置显微镜下观察：淀粉粒三角状卵形或矩圆形，直径 24～40μm，脐点短缝状或人字状（山药）。不规则分枝状团块无色，遇水合氯醛试液溶化；菌丝无色，直径 4～6μm（茯苓）。薄壁组织灰棕色至黑棕色，细胞多皱缩，内含棕色核状物（熟地黄）。草酸钙簇晶存在于无色薄壁细胞中，有时数个排列成行（牡丹皮）。果皮表皮细胞橙黄色，表面观类多角形，垂周壁连珠状增厚（酒萸肉）。薄壁细胞类圆形，有椭圆形纹孔，集成纹孔群；内皮层细胞垂周壁波状弯曲，较厚，木化，有稀疏细孔沟（泽泻）。

四、化学鉴别法

1. 番泻叶的鉴别

（1）来源与制法　本品为豆科植物狭叶番泻 *Cassia angustifolia* Vahl 或尖叶番泻 *Cassia acutifolia* Delile 的干燥小叶。

（2）原理　番泻叶主要活性成分为蒽醌类衍生物，该类成分遇碱可发生 Borntr·ger's 反应，显红色至紫红色。

（3）鉴别法　取本品粉末 25mg，加水 50ml 和盐酸 2ml，置水浴中加热 15min，放冷，加乙醚 40ml，振摇提取，分取醚层，通过无水硫酸钠层脱水，滤过，取滤液 5ml，蒸干，放冷，加氨试液 5ml，溶液显黄色或橙色，置水浴中加热 2min 后，变为紫红色。

2. 颠茄草的鉴别

（1）来源与制法　本品为茄科植物颠茄 *Atropa belladonna* L. 的干燥全草。在开花至结果期内采挖，除去粗茎和泥沙，切段干燥。

（2）原理　颠茄草主要活性成分为生物碱，该类成分经发烟硝酸加热处理，发生硝基化反应，生成的三硝基衍生物在氢氧化钾醇溶液中初显深紫色，后转暗红色，此反应称为 Vitali 反应。

（3）鉴别法　取本品粉末 4g，加乙醇 15ml，振摇 15min。滤过，滤液蒸干，加硫酸溶液（1→100）2ml，搅拌后滤过，滤液加氨试液使呈碱性，再用三氯甲烷 2ml 振摇提取，分取三氯甲烷液，蒸干，残渣显托烷生物碱类（通则 0301）的鉴别反应，取残渣约 10mg，加发烟硝酸 5 滴，置水浴上蒸干，得黄色的残渣，放冷，加乙醇 2~3 滴湿润，加固体氢氧化钾一小粒，即显深紫色。

3. 大山楂丸的鉴别

（1）处方与制法　将山楂 1000g，六神曲（麸炒）150g，炒麦芽 150g，粉碎成细粉，过筛，混匀；另取蔗糖 600g，加水 270ml 与炼蜜 600g，混合，炼至相对密度约为 1.38（70℃）时，滤过，与上述粉末混匀，制成大蜜丸，即得大山楂丸。

（2）原理　山楂丸中的山楂为蔷薇科植物山里红 *Crataegus pinnatifida* Bge. var. *major* N. E. Br. 或山楂 *Crataegus pinnatifida* Bge. 的干燥成熟果实。主要成分有黄酮类、三萜类和有机酸等，多数黄酮类成分可与盐酸镁粉发生反应而显色，机理目前认为是生成阳碳离子的缘故。

（3）鉴别法　取本品 9g，剪碎，加乙醇 40ml，加热回流 10min，滤过，滤液蒸干，残渣加水 10ml，加热使溶解，用正丁醇 15ml 振摇提取，分取正丁醇液，蒸干，残渣加甲醇 5ml 使溶解，滤过。取滤液 1ml，加少量镁粉与盐酸 2~3 滴，加热 4~5min 后，即显橙红色。

五、色谱鉴别法

（一）薄层色谱法

1. 防己的鉴别

（1）来源与制法　本品为防己科植物粉防己 *Stephania tetrandra* S. Moore 的干燥根。

秋季采挖，洗净，除去粗皮，晒至半干，切段，个大者再纵切，干燥。

（2）原理　防己的主要化学成分为生物碱，如粉防己碱、防己诺林碱等，本实验采用对照品（粉防己碱、防己诺林碱）对照法，通过薄层色谱鉴别防己药材。显色剂为稀碘化铋钾，显色原理是大多数生物碱在酸性条件下，可与某些沉淀试剂反应生成弱酸不溶性复盐或络合物沉淀，最常用的生物碱沉淀试剂为碘化铋钾试剂。

（3）鉴别法　取本品粉末 1g，加乙醇 15ml，加热回流 1h，放冷，滤过，滤液蒸干，残渣加乙醇 5ml 使溶解，作为供试品溶液。另取粉防己碱对照品、防己诺林碱对照品，加三氯甲烷制成每 1ml 各含 1mg 的混合溶液，作为对照品溶液。照薄层色谱法试验，吸取上述两种溶液各 5μl，分别点于同一硅胶 G 薄层板上，以三氯甲烷–丙酮–甲醇–5% 浓氨试液（6∶1∶1∶0.1）为展开剂，展开，取出，晾干，喷以稀碘化铋钾试液。供试品色谱中，在与对照品色谱相应的位置上，显相同颜色的斑点。

2. 黄芩提取物的鉴别

（1）来源与制法　本品为唇形科植物黄芩 *Scutellaria baicalensis* Georgi 的干燥根经加工制成的提取物。

（2）原理　黄芩主要成分为黄酮类化合物，本实验采用黄芩苷对照品对照法，通过薄层色谱鉴别黄芩提取物。薄层板选用聚酰胺薄膜，其分离机制是聚酰胺分子中酰胺羰基与黄酮类化合物的酚羟基形成氢键缔合，由此产生吸附作用而实现分离，吸附强弱取决于各种化合物与之形成氢键缔合的能力。

（3）鉴别法　取本品 1mg，加甲醇 1ml 使溶解，作为供试品溶液。另取黄芩苷对照品，加甲醇制成每 1ml 含 1mg 溶液，作为对照品溶液。照薄层色谱法（通则 0502）试验，吸取上述两种溶液各 2μl，分别点于同一聚酰胺薄膜上，以醋酸为展开剂，展开，取出，晾干，置紫外光灯（365nm）下检视。供试品色谱中，在与对照品色谱相应的位置上，显相同颜色的荧光斑点。

3. 板蓝根颗粒的鉴别

（1）来源与制法　板蓝根为十字花科植物菘蓝 *Isatis indigotica* Fort. 的干燥根。本品为取板蓝根，加水煎煮二次，第一次 2h，第二次 1h，煎液滤过，滤液合并，浓缩至相对密度为 1.20（50℃），加乙醇使含醇量达 60%，静置使沉淀，取上清液，回收乙醇并浓缩至适量，加入适量的蔗糖粉和糊精，制成颗粒，干燥，制成 1000g 或 800g；或加入适量的糊精，或适量的糊精和甜味剂，制成颗粒，干燥，制成 600g；或回收乙醇并浓缩至相对密度约为 1.25（60~65℃）的清膏，干燥，取干膏，加入适量的甜味剂，制成颗粒，干燥，制成 500g；或回收乙醇并浓缩至相对密度约为 1.10（50℃）的清膏，喷雾干燥，取干浸膏粉，加入适量的麦芽糊精、糊精和甜菊素，混匀，制成颗粒，干燥，制成 360g；或回收乙醇并浓缩至相对密度为 1.32~1.35（60℃），干燥，粉碎，加入适量的淀粉及湿润剂，混匀，制成颗粒，干燥，制成 200g，即得。

（2）原理　板蓝根含有靛蓝、靛玉红以及多种氨基酸如亮氨酸、精氨酸等。本实验采用对照品（亮氨酸、精氨酸）对照法，通过薄层色谱鉴别板蓝根。显色剂为茚三酮试液，其显色原理是在加热条件或弱酸环境下，氨基酸或肽与茚三酮反应生成紫蓝色化合物及相应的醛和二氧化碳的反应。

（3）鉴别法　取本品适量（相当于饮片2.8g），研细，加乙醇10ml，超声处理30min，滤过，滤液浓缩成2ml，作为供试品溶液。另取板蓝根对照药材0.5g，加乙醇20ml，同法制成对照药材溶液。再取L-脯氨酸对照品、精氨酸对照品、亮氨酸对照品，分别加乙醇制成每1ml各含0.1mg的溶液，作为对照品溶液。照薄层色谱法（通则0502）试验，吸取上述五种溶液各2~5μl，分别点于同一硅胶G薄层板上，以正丁醇-冰醋酸-水（19：5：5）为展开剂，展开，取出，晾干，喷以茚三酮试液，在105℃加热至斑点显色清晰。供试品色谱中，在与对照药材色谱和对照品色谱相应的位置上，显相同颜色的斑点。

（二）气相色谱法

正金油软膏的鉴别

（1）处方与制法　将薄荷脑150g、薄荷素油120g、樟脑80g、樟油80g、桉油30g与丁香罗勒油30g混匀；将适量石蜡、地蜡、蜂蜡及凡士林加热熔融，滤过，放冷至100℃以下，加入薄荷脑等六味的混合物，制成1000g，混匀，分装，即得正金油软膏。

（2）原理　本实验采用对照品（油精、薄荷脑、樟脑、丁香酚）对照法，通过气相色谱的保留时间鉴别上述四种成分。

（3）鉴别法

1）色谱条件与系统适用性试验　聚乙二醇20000（PEG-20M）毛细管柱（柱长为30m，内径为0.32mm，膜厚度为0.25μm）；柱温程序升温：起始温度80℃，以每分钟10℃的速率升温至220℃，保持1min；载气流速为每分钟1ml；分流进样，分流比为10：1。

2）测定法　取本品约60mg，精密称定，置具塞离心管中，精密加入内标溶液10ml，超声处理（功率250W，频率33kHz）30min，取出，离心（转速为3000r/min）10min，吸取上清液1μl，注入气相色谱仪，测定，即得。

（三）高效液相色谱法

清开灵片的鉴别

（1）来源与制法　将板蓝根、栀子水提醇沉并浓缩得稠膏，金银花水提醇沉并浓缩得稠膏，水牛角、珍珠母经适当处理后得浓缩液，与上述浓缩液合并，加入黄芩苷等混匀，低温干燥，粉碎成细粉，制粒，压制成1000片，包薄膜衣，即得清开灵片。

（2）原理　本实验采用黄芩苷对照品对照法，通过液相色谱的保留时间鉴别上述成分

（3）鉴别法

1）色谱条件与系统适用性试验　用十八烷基硅烷键合硅胶为填充剂；甲醇-水-冰醋酸（45：55：1）为流动相；检测波长为274nm。理论板数按黄芩苷峰计算应不低于3000。

①对照品溶液的制备：精密称取黄芩苷对照品适量，加50%甲醇制成每1ml含0.1mg的溶液，即得。

②供试品溶液的制备：取本品20片，除去包衣，精密称定，研细，取约0.2g，精密称定，置100ml量瓶中，加50%甲醇适量，超声处理（功率180W，频率40Hz）

15min，放至室温。加 50% 甲醇至刻度，摇匀。用微孔滤膜（0.45μm）滤过，取续滤液，即得。

2）测定法　分别精密吸取对照品溶液与供试品溶液各 10μl，注入液相色谱仪，测定，即得。供试品色谱中应呈现与对照品色谱峰保留时间相同的色谱峰。

六、DAN 鉴别法

乌梢蛇的鉴别

1. 来源与制法　本品为游蛇科动物乌梢蛇 *Zaocys dhumnades*（Cantor）的干燥体。多于夏、秋二季捕捉，剖开腹部或先剥皮留头尾，除去内脏，盘成圆盘状，干燥。

2. 原理　由于乌梢蛇临床疗效佳，但资源紧张，造成药材市场众多混淆品如红点锦蛇、玉斑锦蛇、三索锦蛇等的出现。但动物类药材，较难采用理化鉴别方法，若采用高特异性聚合酶链式反应（polymerase chain reaction，PCR）鉴别乌梢蛇真伪，准确性高，重现性好。PCR 技术的基本原理类似于 DNA 的天然复制过程，其特异性依赖于与靶序列两端互补的寡核苷酸引物。PCR 由变性—退火—延伸三个基本反应步骤构成，每循环一次，DNA 含量即增加一倍，循环次数为 25～30 次。PCR 反应扩增出了高的拷贝数后，下一步检测就成了关键。凝胶电泳因为简捷易行，成为主流检测方法，本实验采用琼脂糖凝胶电泳法检测。

3. 鉴别法

（1）聚合酶链式反应

1）模板 DNA 提取　取本品 0.5g，置乳钵中，加液氮适量，充分研磨使成粉末，取 0.1g 置 1.5ml 离心管中，加入消化液［细胞核裂解液 200μl，0.5mol/L 乙二胺四醋酸二钠溶液 50μl，蛋白酶 K（20mg/ml）20μl，RNA 酶溶液 5μl］275μl，在 55℃水浴保温 1h，加入裂解缓冲液 250μl，混匀，加到 DNA 纯化柱中，离心（转速为 10000 r/min）3min；弃去过滤液，加入洗脱液［5mol/L 醋酸钾溶液 26μl，1mol/L Tris – 盐酸溶液（pH 7.5）18μl，0.5mol/L 乙二胺四醋酸二钠溶液（pH 8.0）3μl，无水乙醇 480μl，灭菌双蒸水 273μl］800μl，离心（转速为 10000r/min）1min；弃去过滤液，用上述洗脱液反复洗脱 3 次，每次离心（转速为 10000r/min）1min；弃去过滤液，再离心 2min，将 DNA 纯化柱转移入另一离心管中，加入无菌双蒸水 100μl，室温放置 2min后，离心（转速为 10000r/min）2min，取上清液，作为供试品溶液，置零下 20℃保存备用。另取乌梢蛇对照药材 0.5g，同法制成对照药材模板 DNA 溶液。

PCR 反应的鉴别引物为：5′GCGAAAGCTCGACCTAGCAAGGGGACCACA3′和 5′CAG-GCTCCTCTAGGTTGTTATGGGGTACCG3′。PCR 反应体系：在 200μl 离心管中进行，反应总体积为 25μl，反应体系包括 10×PCR 缓冲液 2.5μl，dNTP（2.5mmol/L）2μl，鉴别引物（10μmol/L）各 0.5μl，高保真 Taq DNA 聚合酶（5U/μl）0.2μl，模板 0.5μl，无菌双蒸水 18.8μl。将离心管置 PCR 仪，PCR 反应参数：95℃预变性 5min，循环反应 30 次（95℃ 30s，63℃ 45s），延伸（72℃）5min。

（2）电泳检测　照琼脂糖凝胶电泳法（通则 0541），胶浓度为 1%，胶中加入核酸凝胶染色剂 Gel Red；供试品与对照药材 PCR 反应溶液的上样量分别为 8μl，DNA 分子

量标记上样量为 $2\mu l$（$0.5\mu g/\mu l$）。电泳结束后，取凝胶片在凝胶成像仪上或紫外透射仪上检视。供试品凝胶电泳图谱中，在与对照药材凝胶电泳图谱相应的位置上，在 $300\sim400bp$ 应有单一 DNA 条带。

七、注意事项

1. 在显微观察中，经常会遇到形态相似、颜色相近的组织碎片、细胞及其后含物，在其他特征亦相近的情况下，应配合使用显微化学鉴别法或偏光显微镜进一步观察。

2. 理化鉴别时经常使用有机溶剂，在使用低沸点溶剂如乙醚等时实验室不得有明火。

3. 本实验进行薄层鉴别时，薄层板的固定相包括硅胶 G、硅胶 GF_{254} 和聚酰胺，前两种薄层板临用前需活化，聚酰胺薄膜无需活化。点样时注意勿损伤薄层表面，尤其是聚酰胺薄膜较薄，更应注意小心点样。

4. PCR 扩增十分灵敏，模板和试剂的污染、实验条件的改变都会影响 PCR 扩增的特异性而造成无扩增或扩增产物不能成带等现象。影响实验结果的主要因素有 Taq 酶的生产厂家和批号、引物的浓度、退火温度等。

八、思考题

1. 中药的鉴别主要包括哪些方法？各自的应用范围是什么？中药与化学药鉴别的异同点是什么？

2. 显微鉴别六味地黄丸时，各味中药的专属性鉴别特征是什么？

3. 采用薄层色谱法鉴别五味子时，设对照品的同时设对照药材，目的是什么？

4. 采用薄层色谱法鉴别防己时，展开剂中加入浓氨试液的作用是什么？

5. 试分析气相色谱法和高效液相色谱法采用保留时间鉴别中药的原理？

（王　新）

实验十二　典型中药材和中药制剂的特征成分或有关物质检查

一、目的要求

1. **掌握**　中药材和中药制剂的特征成分或有关物质检查的操作方法。
2. **熟悉**　中药材和中药制剂的特征成分或有关物质检查的原理。

二、方法简介

中药的检查主要包括特征成分检查、有关物质检查、一般杂质检查、微生物限度检查及农药残留量检查等。一般杂质检查、微生物限度检查和农药残留量检查主要收载于《中国药典》一部附录中。特征成分是指在特定中药生产、炮制和贮藏过程中某些可能发生降解或结构改变的有效成分，而有关物质则是指在特定中药的生产、炮制和贮藏过程中引入的特定成分，通常是为有害成分或混淆品的特征成分，其检查主要是利用品种和特征成分、有关物质的理化性质及生理作用的差异，采用物理的、化学的、药理的、微生物的方法进行，收载于《中国药典》各品种项下。

三、分光光度法

红花中红花素的检查

1. 来源与制法　本品为菊科植物红花 *Carthamus tinctorius* L. 的干燥花。夏季花由黄变红时采摘，阴干或晒干。

2. 原理　本品主要成分为红花素、黄酮、酚酸等，药理研究表明红花素（主要是红花黄色素）对心血管疾病有较好疗效，但由于该类成分受日照、温度、湿度影响很大，储存不当易导致红花质量下降，因此采用分光光度法控制红花素，以保证红花药材的质量。

3. 检查法　取本品，置硅胶干燥器中干燥 24h，研成细粉，取约 0.25g，精密称定，置锥形瓶中，加 80% 丙酮溶液 50ml，连接冷凝器，置 50℃ 水浴上温浸 90min，放冷，用 3 号垂熔玻璃漏斗滤过，收集滤液于 100ml 量瓶中，用 80% 丙酮溶液 25ml 分次洗涤，洗液并入量瓶中，加 80% 丙酮溶液至刻度，摇匀，照紫外 - 可见分光光度法（通则 0401），在 518nm 的波长处测定吸光度，不得低于 0.20。

四、薄层色谱法

两面针中毛两面针的检查

1. 来源与制法　两面针为芸香科植物两面针 *Zanthoxylum nitidum*（Roxb.）DC. 的干燥根。全年均可采挖，洗净，切片或段，晒干。

2. 原理　由于毛两面针在性状、地理分布等方面与两面针相似，且资源多于两面针，毛两面针充当两面针使用现象时有发生，为区别该混淆品，《中国药典》在两面针检查项下规定不得检出毛两面针的特征成分毛两面针素。

3. 检查法　取毛两面针素对照品，加乙醇制成每 1ml 含 1mg 的溶液，作为对照品溶液。另取本品粉末（过三号筛）约 1g，精密称定，置具塞锥形瓶中，加 70% 甲醇 20ml，超声处理（功率 200W，频率 59kHz）30min，放冷，滤过，滤液置 50ml 量瓶中，滤渣和滤纸再加 70% 甲醇 20ml，同法超声处理 30min，放冷，滤过，滤液置同一量瓶中，滤渣和滤纸用适量 70% 甲醇洗涤 2 次，洗液并入同一量瓶中，加 70% 甲醇至刻度，摇匀；取该溶液 4ml，浓缩至 2ml，作为供试品溶液。吸取上述两种溶液各 2μl，分别点于同一硅胶 G 薄层板上，以石油醚（60~90℃）- 三氯甲烷 - 甲醇（2：13：1）为展开剂，预饱和 20min，展开，取出，晾干，置紫外光灯（365nm）下检视。供试品色谱中，在与对照品色谱相应的位置上，应不得显相同颜色的荧光斑点。

五、高效液相色谱法

（一）细辛中马兜铃酸 I 的检查

1. 来源与制法　本品为马兜铃科植物北细辛 *Asarum heterotropoides* Fr. Schmidt var. *mandshuricum*（Maxim.）Kitag.、汉城细辛 *Asarum sieboldii* Miq. var. *seoulense* Nakai 或华细辛 *Asarum sieboldii* Miq. 的干燥根和根茎。前二种习称"辽细辛"。夏季果熟期货初秋采挖，除净地上部分和泥沙，阴干。

2. 原理 药理研究表明，细辛中成分马兜铃酸有致癌和肾毒性。马兜铃酸是 3,4 - 次甲二氧基 - 10 - 硝基 - 菲酸的衍生物，是自然界中发现的第一类含硝基的化合物。主要含有马兜铃酸 I 和马兜铃酸 II。为控制该类毒性成分，采用高效液相色谱法测定马兜铃酸 I，限量不得过 0.001%。

3. 检查法

（1）色谱条件与系统适用性试验 以十八烷基硅烷键合硅胶为填充剂；乙腈为流动相 A，0.05% 磷酸溶液为流动相 B，按表 2 - 3 的规定进行梯度洗脱；检测波长为 260nm。理论板数按马兜铃酸 I 峰计算应不低于 5000。

表 2 - 3 梯度洗脱程序

时间（min）	流动相 A（%）	流动相 B（%）
0 ~ 10	30→34	70→66
10 ~ 18	34→35	66→65
18 ~ 20	35→45	65→55
20 ~ 30	45	55
30 ~ 31	45→53	55→47
31 ~ 35	53	47
35 ~ 40	53→100	47→0

1）对照品溶液的制备 取马兜铃酸 I 对照品适量，精密称定，加甲醇制成每 1ml 含 0.2μg 的溶液，即得。

2）供试品溶液的制备 取本品中粉约 0.5g，精密称定，置具塞锥形瓶中，精密加入 70% 甲醇 25ml，密塞，称定重量，超声处理（功率 500W，频率 40kHz）40min，放冷，再称定重量，用 70% 甲醇补足减失的重量，摇匀，滤过，取续滤液，即得。

（2）测定法 分别精密吸取对照品溶液与供试品溶液各 10μl，注入液相色谱仪，测定，即得。

本品按干燥品计算，含马兜铃酸 I（$C_{17}H_{11}O_7N$）不得过 0.001%。

（二）银杏叶片中总黄酮醇苷的检查

1. 来源与制法 银杏叶为银杏科植物银杏 *Ginkgo biloba L.* 的干燥叶。取银杏叶提取物，加辅料适量，制成颗粒，压制成 1000 片［规格（1）］或 500 片［规格（2）］，包糖衣或薄膜衣，即得。

2. 原理 银杏叶及其制剂中最重要的活性成分是黄酮类化合物和银杏内酯，由于黄酮苷的种类众多，难以直接测定其含量，目前主要测定 3 种苷元槲皮素、山奈素、异鼠李素的含量，再乘以换算因子求得总黄酮醇苷含量，即总黄酮醇苷含量 =（槲皮素含量 + 山奈素含量 + 异鼠李素含量）×2.51。但银杏叶中黄酮苷元本身的含量很低，如人为添加槲皮素等黄酮苷元，则测得的总黄酮醇苷含量结果明显增高。为此，《中国药典》的银杏叶提取物及制剂项下均规定了黄酮苷元峰面积比的限度，要求槲皮素与山奈素峰面积比在一定范围内。

3. 检查法 照高效液相色谱法测定。

（1）色谱条件与系统适用性试验 以十八烷基硅烷键合硅胶为填充剂；以甲醇 – 0.4% 磷酸溶液（50∶50）为流动相；检测波长为 360nm。理论板数按槲皮素峰计算应不低于 2500。

1）对照品溶液的制备 取槲皮素对照品适量，精密称定，加甲醇制成每 1ml 含 30μg 的溶液，即得。

2）供试品溶液的制备 取本品 10 片，除去包衣，精密称定，研细，取约相当于总黄酮苷 9.6mg 的粉末，精密称定，加甲醇 – 25% 盐酸溶液（4∶1）的混合溶液 25ml，摇匀，置水浴加热回流 30min，迅速冷却至室温，转移至 50ml 量瓶中，用甲醇稀释至刻度，摇匀，滤过，取续滤液，即得。

（2）测定法 分别精密吸取对照品溶液与供试品溶液各 10μl，注入液相色谱仪，测定，槲皮素与山奈素的峰面积比应为 0.8~1.5。

六、液相色谱 – 质谱法

千里光中阿多尼弗林碱的检查

1. 来源与制法 本品为菊科植物千里光 *Senecio scandens* Buch. – Ham. 的干燥地上部分。全年均可采收，除去杂质，阴干。

2. 原理 千里光的化学成分吡咯里西啶类生物碱具有强烈的肝毒性，阿多尼弗林碱是其中的一种特征成分，因此以它为指标进行限量规定。由于该成分含量相对较低，且紫外响应弱，故采用液相色谱 – 质谱法检查千里光中的阿多尼弗林碱。

3. 检查法

（1）色谱条件、质谱条件与系统适用性试验 以十八烷基硅烷键合硅胶为填充剂；以乙腈 – 0.5% 甲酸溶液（7∶93）为流动相；采用单级四极杆质谱检测器，电喷雾离子化（ESI）正离子模式下选择质荷比（*m/z*）为 366 离子进行检测。理论板数按阿多尼弗林碱峰计算应不低于 8000。

校正因子测定：取野百合碱对照品适量，精密称定，加 0.5% 甲酸溶液制成每 1ml 含 0.2μg 的溶液，作为内标溶液。取阿多尼弗林碱对照品适量，精密称定，加 0.5% 甲酸溶液制成每 1ml 含 0.1μg 的溶液，作为对照品溶液。精密量取对照品溶液 2ml，置 5ml 量瓶中，精密加入内标溶液 1ml，加 0.5% 甲酸溶液至刻度，摇匀，吸取 2μl，注入液相色谱 – 质谱联用仪，计算校正因子。

（2）测定法 取本品粉末（过三号筛）约 0.2g，精密称定，置具塞锥形瓶中，精密加入 0.5% 甲酸溶液 50ml，称定重量，超声处理（功率 250W，频率 40kHz）40min，放冷，再称定重量，用 0.5% 甲酸溶液补足减失的重量，摇匀，滤过，精密量取续滤液 2ml，置 5ml 量瓶中，精密加入内标溶液 1ml，加 0.5% 甲酸溶液至刻度，摇匀，吸取 2μl，注入液相色谱 – 质谱联用仪，测定，即得。

本品按干燥品计算，含阿多尼弗林碱（$C_{18}H_{23}NO_7$）不得过 0.004%。

七、注意事项

1. 控制温度 采用分光光度法检查红花中红花素时，注意保证提取温度为50℃，温度过高导致红花素被破坏，影响检查结果。

2. 液相色谱 – 质谱联用仪注意事项

（1）流动相应避免使用非挥发性的盐（磷酸盐，硼酸盐等）；表面活性剂、清洁剂和去污剂（抑制离子化）；以及无机酸（磷酸、硫酸等）。

（2）对ESI接口来说，最佳工作流速为 0.1 ~ 0.25ml/min，一般采用内径为 1.0 ~ 3.0mm 的色谱柱，如果采用常规色谱柱，则需要分流。APCI 流速范围大，从 0.2 到 2.0ml/min，而不用分流。

（3）ESI 离子化与溶剂密切相关，在使用某些溶剂和添加物需要注意以下几个方面：① 三氟乙酸（TFA）多用于蛋白质和多肽分析，但对 ESI 离子化有抑制效应；② 三乙胺（TEA）在 m/z 102 处有较强的 $[M+H]^+$ 峰，有可能会抑制某些碱性化合物在正离子 ESI 条件下的离子化，也有可能会增强某些碱性化合物在负离子 ESI 条件下的响应；③ 四氢呋喃（THF）易燃，当使用空气为雾化气的时候，不能用于 APCI。

（4）样品贮存在塑料离心管中，容易混入添加剂，尤其是被有机溶剂浸泡时间较长时，会产生干扰物信号。

（5）实验完毕要清洗进样针、进样阀等，用含酸的流动相后，色谱柱、离子源都要用甲醇/水冲洗，延长仪器寿命。

八、思考题

1. 中药及其制剂中特征成分或有关物质检查对象的选用原则有哪些？
2. 试比较中药与化学药有关物质检查的异同点。
3. 采用高效液相色谱法检查细辛和银杏叶片时，流动相中均添加了一定量的磷酸，为什么？使用液相色谱 – 质谱联用仪时，流动相中能否添加磷酸，为什么？

（王　新）

实验十三　气相色谱法测定中药材中的挥发性成分的含量

一、目的要求

掌握　气相色谱法测定挥发性成分的原理及操作方法。

二、方法简介

中药含量测定指标选择应遵循的基本原则是：① 对有效成分明确的中药、中成药，直接测定其有效成分含量；② 对仅能大致明确主要活性成分类别的，可测定其有效部位含量；③ 对活性成分及其类别均不明确的，可选择指标成分（主要成分或特征成分）测定，或测定药物总固体量间接控制质量，或对加工炮制等过程易损失的成分测定，也可选择适当的生物效价进行测定；④ 对于贵重药材或剧毒成分尽可能测定其中的有效成分或剧毒性成分。

用于中药含量测定的方法较多，如化学分析法、气相色谱法、高效液相色谱法、薄层扫描法、高效毛细管电泳法等。在选用方法时，应根据待测成分的性质、含量、以及干扰成分的性质等因素进行综合考虑。气相色谱法适用于含挥发性成分的中药含量测定。

三、天然冰片中右旋龙脑的含量测定

1. 来源与制法　冰片有天然冰片和合成冰片之分。本品为樟科植物樟 *Cinnamomum camphora*（L.）Presl 的新鲜枝、叶经提取加工制成的天然冰片，主要成分为右旋龙脑。合成冰片是以樟脑、松节油为主要原料，经化学方法合成的精制品，有研究表明，合成冰片对中、晚期妊娠小鼠具有明显的引产作用，目前天然冰片的使用率逐渐提高。

2. 原理　右旋龙脑为双环单萜类化合物，具有挥发性和升华性，可采用气相色谱法测定含量。

3. 操作

（1）色谱条件与系统适用性试验　以聚乙二醇20000（PEG-20M）为固定相，涂布浓度为10%；柱温为170℃。理论板数按右旋龙脑峰计算应不低于2000。

（2）对照品溶液的制备　取右旋龙脑对照品适量，精密称定，加乙酸乙酯制成每1ml含0.5mg的溶液，即得。

（3）供试品溶液的制备　取本品约12.5mg，精密称定，置25ml量瓶中，加乙酸乙酯溶解并稀释至刻度，摇匀，即得。

（4）测定法　精密吸取对照品溶液与供试品溶液各2μl，注入气相色谱仪，测定，即得。

本品含右旋龙脑（$C_{10}H_{18}O$）不得少于96.0%。

四、丁香中丁香酚的含量测定

1. 来源　本品为桃金娘科植物丁香 *Eugenia caryophyllata* Thunb. 的干燥花蕾。其主要成分为挥发油即丁香油，如丁香酚、乙酰丁香酚等。

2. 原理　丁香酚为芳香族类挥发油，可采用气相色谱法测定含量。

3. 操作

（1）色谱条件与系统适用性试验　以聚乙二醇20000（PEG）-20M为固定相，涂布浓度为10%；柱温190℃。理论板数按丁香酚峰计算应不低于1500。

（2）对照品溶液的制备　取丁香酚对照品适量，精密称定，加正己烷制成每1ml含2mg的溶液，即得。

（3）供试品溶液的制备　取本品粉末（过二号筛）约0.3g，精密称定，精密加入正己烷20ml，称定重量，超声处理15min，放置至室温，再称定重量，用正己烷补足减失的重量，摇匀，滤过，取续滤液，即得。

（4）测定法　分别精密吸取对照品溶液与供试品溶液各1μl，注入气相色谱仪，测定，即得。

本品含丁香酚（$C_{10}H_{12}O_2$）不得少于11.0%。

五、广藿香中百秋里醇的含量测定

1. 来源　本品为唇形科植物广藿香 *Pogostemon cablin*（Blanco）Benth. 的干燥地上部分。其主要成分为挥发油，如百秋里醇、α-愈创木烯等。

2. 原理　百秋里醇为三环倍半萜类化合物，具有一定挥发性，可采用气相色谱法测定含量。

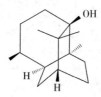

3. 操作

（1）色谱条件与系统适用性试验　HP-5毛细管柱（交联5%苯基甲基聚硅氧烷为固定相），柱长为30m，内径为0.32mm，膜厚度为0.25μm；程序升温：初始温度150℃，保持23min，以每分钟8℃的速率升温至230℃，保持2min；进样口温度为280℃，检测器温度为280℃；分流比为20:1。理论板数按百秋李醇峰计算应不低于50000。

（2）校正因子测定　取正十八烷适量，精密称定，加正己烷制成每1ml含15mg的溶液，作为内标溶液。取百秋李醇对照品30mg，精密称定，置10ml量瓶中，精密加入内标溶液1ml，用正己烷稀释至刻度，摇匀，取1μl注入气相色谱仪，计算校正因子。

（3）测定法　取本品粗粉约3g，精密称定，置锥形瓶中，加三氯甲烷50ml，超声处理3次，每次20min，滤过，合并滤液，回收溶剂至干，残渣加正己烷使溶解，转移至5ml量瓶中，精密加入内标溶液0.5ml，加正己烷至刻度，摇匀，吸取1μl，注入气相色谱仪，测定，即得。

本品按干燥品计算，含百秋李醇（$C_{15}H_{26}O$）不得少于0.10%。

六、注意事项

1. 使用气相色谱仪应严格遵守操作规程。
2. 实验室及氢气瓶附近应杜绝火源。
3. 样品制备时，应尽快称量，及时密塞，防止挥发。

七、思考题

1. 气相色谱法用于定量可采用哪几种方法？试述其特点。
2. 选用内标法有何优点？如何选择内标物？

（于　淼）

实验十四　高效液相色谱法测定中药制剂中指标成分的含量

一、目的要求

掌握　高效液相色谱法测定中药制剂有效成分的原理、操作技术及数据处理方法。

二、原理

1. HPLC 测定原理　高效液相色谱法是在经典色谱法的基础上，引用了气相色谱的理论。在技术上，流动相改为高压输送，色谱柱是以特殊的方法用小粒径的填料填充而成，从而使柱效大大高于经典液相色谱，由于样品溶液中的各组分在固定相和流动相间分配系数的不同从而使样品达到分离，同时柱后连有高灵敏度的检测器，可对流出物进行连续检测。该方法具有高压、高速、高效、高灵敏度和适用范围宽的特点。目前中药制剂有效成分测定中高效液相色谱法最为常用，紫外检测器是最常用的检测器。

2. 中药制剂含量测定项目选择原则

（1）首先选择君药和贵重药建立含量测定方法。若上述药物研究薄弱或无法进行含量测定的，可依次选择臣药或其他药味测定含量。

（2）检测成分应尽量与中医用药的功能主治相近。有效成分或指标成分清楚的，可测定有效成分或指标成分的含量。成分类别清楚的，可测定某一类总成分的含量。

（3）所测成分应归属于某单一药味。

（4）毒性药物应对毒性成分进行含量测定，如含量太低无法测定，应在检查项下规定限度。

（5）若确实无法进行含量测定的，可选择适当溶剂，测定浸出物含量。

3. 含量测定限度规定

（1）规定最低限度　一般对有效成分、指标成分或特定的同一类成分（如总生物碱等）采用这种方式进行含量限度规定。

（2）规定最高限度　适用范围是含量极低的毒性成分。

（3）规定高低限　目前中药制剂所含有的毒性有效成分采用此种方法规定限度。

三、双黄连口服液的含量测定

本品每1ml含黄芩以黄芩苷（$C_{21}H_{18}O_{11}$）计，不得少10.0mg；每1ml含金银花以绿原酸（$C_{16}H_{18}O_9$）计，不得少于0.60mg；每1ml含连翘以连翘苷（$C_{27}H_{34}O_{15}$）计，不得少于0.30mg。

1. 黄芩　照高效液相色谱法测定。

（1）色谱条件与系统适用性试验　以十八烷基硅烷健合硅胶为填充剂；以甲醇－水－冰醋酸（50：50：1）为流动相；检测波长为274nm。理论板数按黄芩苷峰计算应不低于1500。

（2）对照品溶液的制备　取黄芩苷对照品适量，精密称定，加50%甲醇制成每1ml含0.1mg的溶液，即得。

（3）供试品溶液的制备　精密量取本品1ml，置50ml量瓶中，加50%甲醇适量，超声处理20min，放置至室温，加50%甲醇稀释至刻度，摇匀，即得。

（4）测定法　分别精密吸取对照品溶液与供试品溶液各5μl，注入液相色谱仪，测定，即得。

2. 金银花　照高效液相色谱法测定。

（1）色谱条件与系统适用性试验　以十八烷基硅烷键合硅胶为填充剂；以甲醇－水－冰醋酸（20：80：1）为流动相；检测波长为324nm。理论板数按绿原酸峰计算应不低于6000。

（2）对照品溶液的制备　取绿原酸对照品适量，精密称定，置棕色量瓶中，加水制成每1ml含40μg的溶液，即得。

（3）供试品溶液的制备　精密量取本品2ml，置50ml棕色量瓶中，加水稀释至刻度，摇匀，即得。

（4）测定法　分别精密吸取对照品溶液10μl与供试品溶液10～20μl，注入液相色谱仪，测定，即得。

3. 连翘　照高效液相色谱法测定。

（1）色谱条件与系统适用性试验　以十八烷基硅烷键合硅胶为填充剂，以乙腈－水（25：75）为流动相；检测波长为278nm。理论板数按连翘苷峰计算应不低于6000。

（2）对照品溶液的制备　取连翘苷对照品适量，精密称定，加50%甲醇制成每1ml含60μg的溶液，即得。

（3）供试品溶液的制备　精密量取本品1ml，加在中性氧化铝柱（100～120目，6g，内径1cm）上，用70%乙醇40ml洗脱，收集洗脱液，浓缩至干，残渣加50%甲醇适量，温热使溶解，转移至5ml量瓶中，并稀释至刻度，摇匀，即得。

（4）测定法　分别精密吸取对照品溶液与供试品溶液各10μl，注入液相色谱仪，测定，即得。

四、复方丹参片的含量测定

本品每片含丹参以丹参酮 II_A（$C_{19}H_{18}O_3$）计，不得少于 0.20mg；每片含丹参以丹酚酸 B（$C_{36}H_{30}O_{16}$）计，不得少于 5.0mg。

1. 丹参酮 II_A 照高效液相色谱法测定。

（1）色谱条件与系统适用性试验 以十八烷基硅烷键合硅胶为填充剂；以甲醇 - 水（73∶27）为流动相；检侧波长为 270nm。理论板数按丹参酮 II_A 峰计算应不低于 2000。

（2）对照品溶液的制备 取丹参酮 II_A 对照品适量，精密称定，置棕色量瓶中，加甲醇制成每 1ml 含 40μg 的溶液，即得。

（3）供试品溶液的制备 取本品 10 片，糖衣片除去糖衣，精密称定，研细，取约 1g，精密称定，至具塞棕色瓶中，精密加入甲醇 25ml，密塞，称定重量，超声处理（功率 250W，频率 33kHz）15min，放冷，再称定重量，用甲醇补足减失的重量，摇匀，滤过，取续滤液，置棕色瓶中，即得。

（4）测定法 分别精密吸取对照品溶液与供试品溶液各 10μl，注入液相色谱仪，测定，即得。

2. 丹酚酸 B 照高效液相色谱法测定。

（1）色谱条件与系统适用性试验 以十八烷基硅烷键合硅胶为填充剂；以乙腈 - 甲醇 - 甲酸 - 水（10∶30∶1∶59）为流动相；检测波长为 286nm。理论板数按丹酚酸 B 峰计算应不低于 4000。

（2）对照品溶液的制备 取丹酚酸 B 对照品适量，精密称定. 加水制成每 1ml 含 60μg 的溶液，即得。

（3）供试品溶液的制备 取本品 10 片，糖衣片除去糖衣，精密称定，研细，取 0.15g，精密称定，置 50ml 量瓶中，加水适量，超声处理（功率 300W，频率 50kHz）30min，放冷，加水至刻度，摇匀，离心，取上清液，即得。

（4）测定法 分别精密吸取对照品溶液与供试品溶液各 10μl，注入液相色谱仪，测定，即得。

五、十全大补丸的含量测定

本品含白芍以芍药苷（$C_{23}H_{28}O_{11}$）计，水蜜丸每 1g 不得少于 0.55mg，小蜜丸每 1g 不得少于 0.40mg 大蜜丸每丸不得少于 3.6mg。

照高效液相色谱法测定。

（1）色谱条件与系统适用性试验 以十八烷基硅烷键合硅胶为填充剂；以乙腈 - 水（17∶83）为流动相；检测波长为 230nm。理论板数按芍药苷峰计算应不低于 3000。

（2）对照品溶液的制备 取芍药苷对照品适量，精密称定，加稀乙醇制成每 1ml 含 40μg 的溶液，即得。

（3）供试品溶液的制备 取本品水蜜丸研细，取约 1g，精密称定；或取重量差异项下的大蜜丸剪碎，取约 1.2g，精密称定，置具塞锥形瓶中，精密加入稀乙醇 25ml，密塞，称定重量，超声处理（功率250W，频率30kHz）1h，放冷，再称定重量，用稀乙醇补足减失的重量，摇匀，离心，取上清液，即得。

（4）测定法　分别精密吸取对照品溶液与供试品溶液各10μl，注入液相色谱仪，测定，即得。

六、注意事项

1. 流动相使用前必须经脱气和过滤处理。避免流动相组成及极性的剧烈变化。含水流动相最好在实验前配制，尤其是夏天使用缓冲溶液作为流动相不要过夜。最好加入叠氮化钠，防止细菌生长。

2. 如果使用极性或离子性的缓冲溶液作流动相，实验结束后应将柱子冲洗干净，并保存于甲醇或乙腈中。

3. 使用HPLC级溶剂配制流动相，使用合适的流动相可延长色谱柱的使用寿命，提高柱性能。

4. 色谱柱都有pH稳定范围，使用时不要超过该色谱柱的pH范围。

5. 氯化物的溶剂对其有一定的腐蚀性，故使用时要注意，柱及连接管内不能长时间存留此类溶剂，以避免腐蚀。

6. 采用反相色谱法分离弱酸（$3 \leqslant pK_a \leqslant 7$）或弱碱（$7 \leqslant pK_a \leqslant 8$）样品时，通过调节流动相的pH值，以抑制样品组分的解离，增加组分在固定相上的保留，并改善峰形。通常分离弱酸性样品时流动相中加入酸，分离弱碱性样品时流动相中加入碱。有机胺可以减弱碱性溶质与残余硅醇基的强相互作用，减轻或消除峰拖尾现象。

七、思考题

1. 何谓反相高效液相色谱法？其常用的固定相和流动相有哪些？如何选择？
2. 何谓化学键合固定相？其特点是什么？

（于　森）

实验十五　气相色谱－质谱法鉴定中药材中的挥发性成分

一、目的要求

掌握　气相色谱－质谱法鉴定中药挥发性成分的原理、操作技术及数据处理方法。

二、鱼腥草的挥发性成分

挥发油是鱼腥草的主要有效成分，包括癸酰乙醛（鱼腥草素）、月桂醛、α-蒎烯、d-柠檬烯、甲基正壬基酮、芳樟醇、月桂烯、莰烯、β-蒎烯、乙酸龙脑酯等，具有抗菌、抗病毒、抗炎、温味解表、祛风散寒等功效。

三、原理

1. 气相色谱－质谱法鉴定成分原理　气相色谱法是指用气体作为流动相的色谱法。由于物质在气相中传递速度快，当多组分的混合样品进入色谱柱后，样品组分在流动相和固定相之间可以瞬间达到平衡，由于各组分在固定相和流动相间分配系数不同，从而使其达到分离，而后进入检测器中被检测。

质谱分析法是通过对被测样品离子的质荷比的测定对样品进行分析的一种分析方法。

气相色谱－质谱联用技术（GC－MS）是分析方法中较早实现联用的技术。GC 法能够分离样品中的各组分并使其按照一定顺序流出色谱柱，通过传输线送入质谱仪的离子源，离子源把样品分子电离成带电的离子碎片，并汇聚成离子束进入质量分析器，质量分析器按质荷比大小的不同进行离子碎片分离，达到检测器检测，获得按质荷比大小顺序排列的质谱图，通过质谱图对未知化合物进行鉴定。GC－MS 被广泛应用于复杂组分的分离与鉴定，具有 GC 的高分辨率和 MS 的高灵敏度。目前中药挥发性成分鉴定中，GC－MS 法最为常用。

2. 对样品的要求　进行 GC－MS 分析的样品应是有机溶液。水溶液中的有机物，须进行萃取分离变为有机溶液，或采用顶空进样技术。对于极性强，在加热中易分解的化合物，如有机酸类化合物，可以进行酯化处理，将酸变为酯再进行 GC－MS 分析，并由分析结果推测酸的结构。

3. 一般步骤

（1）样品预处理。

（2）选择合适的 GC 和 MS 分析条件对样品进行测定。

（3）将获得的质谱图通过计算机谱库检索对未知化合物进行定性。检索结果可以给出几个可能的化合物，并以匹配度大小顺序排列出这些化合物的名称、分子式、分子量和结构式等。可以根据检索结果和已知对照品相同条件下获得的质谱信息，对未知物进行定性。

四、鱼腥草药材中挥发性成分的鉴定

1. 色谱条件　色谱柱为 DB－1 毛细管气相色谱柱（30m×0.25mm，0.25μm）；进样口温度为 250℃；载气为氦气；分流比为 10∶1；进样量为 1μl；升温程序为 60℃ 保持 25min，以 3℃/min 的速率升温至 75℃，再以 2℃/min 的速率升温至 90℃，保持 2min 后以 5℃/min 的速率升温至 135℃。

2. 质谱条件　离子源温度为 280℃；电离电压为 70eV；质量扫描范围为 33 ~ 700amu；扫描速度为 1000amu/s；检测器电压为 1.20kV。

3. 供试品溶液的制备　取鱼腥草药材 50g，剪碎，精密称定，置 500ml 圆底烧瓶中，加 150ml 水，连接挥发油提取器。自提取器上端加水充满刻度部分，加正己烷 1ml，连接回流冷凝管，加热至沸，保持微沸 4h，停止加热，冷却至室温，分取正己烷层，加无水 Na_2SO_4 约 0.4g，除去水分，取上层溶液至 5ml 量瓶中，用正己烷溶解并稀

释至刻度，作为供试品溶液。

4. 测定法 取 1μl 供试品溶液注入 GC – MS 联用仪，按上述色谱、质谱条件进行分析，记录总离子流图。通过获得的质谱数据、结构检索系统推测的化学结构、文献报道，并与相关对照品比对，对鱼腥草中挥发性成分进行鉴定。

五、注意事项

1. 各种毛细管气相色谱柱涂布的固定液因其性质和生产厂家不同，其最高使用温度有所不同，所以要注意毛细管柱标明的最高使用温度。

2. 一般商品毛细管柱，在出厂前都已经过充分老化；但柱子一经从仪器上拆卸下来，较长时间接触空气，在下一次使用之前，最好以较低的初始温度程序升温至最高使用温度老化 2~3 次。

3. 老化中应注意载气的流速不易过大，否则会破坏均匀的液膜。一般色谱柱老化时，应使用高纯氮气，以延长柱子的使用寿命。

4. 测定样品时，进样浓度从低开始，以避免污染质谱的离子源和四级杆。

六、思考题

1. 何谓气相色谱 – 质谱法？其特点是什么？

2. 如何选择合适的气相条件和质谱条件对中药挥发性成分进行鉴定？

3. 采用气相色谱 – 质谱法对中药挥发性成分进行鉴定的一般步骤是什么？

（于　森）

第三部分 综合性实验

实验十六 青霉素钠的质量分析

一、目的要求

1. **掌握** 抗生素类药物全项检验的项目与方法。
2. **熟悉** 分子排阻色谱法测定青霉素钠中青霉素聚合物含量的方法。
3. **了解** 高效液相色谱法测定青霉素钠含量的方法。

二、原理

1. 青霉素钠的化学结构

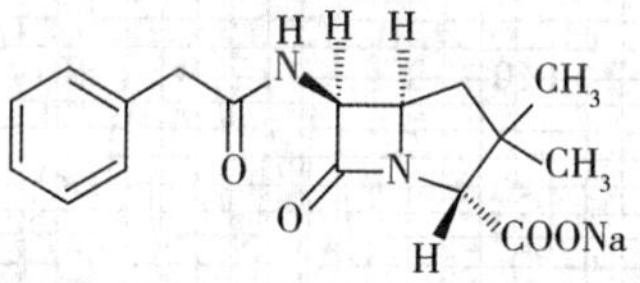

青霉素钠

2. 鉴别 青霉素钠是抗生素类药物，其鉴别试验主要是理化方法，如化学鉴别、光谱鉴别、色谱鉴别，生物学鉴别应用较少。光谱鉴别包括红外光谱法和紫外光谱法；色谱鉴别包括薄层色谱法和高效液相色谱法。本品为青霉素钠，显钠盐的火焰鉴别反应。

3. 检查 抗生素类药物的检查项目如下。① 影响产品稳定性的检查项目：结晶性、酸碱度、水分或干燥失重等。② 控制有机和无机杂质的检查项目：溶液的澄清度与颜色、有关物质、残留溶剂、炽灼残渣、重金属等。③ 与临床安全性密切相关的检查项目：异常毒性、热源或细菌内毒素、降压物质、无菌等。

青霉素钠为 β - 内酰胺类抗生素，其杂质主要有高分子聚合物、有关物质、异构体等，一般采用 HPLC 法控制其限量，也可采用测定杂质吸光度来控制杂质限量。另外，还要进行结晶性、酸碱度、干燥失重、溶液的澄清度与颜色、可见异物、不溶性微粒、细菌内毒素、无菌等项目的检查。

（1）**结晶性** 固态物质分为结晶质和非晶质两大类。青霉素钠为结晶质，具有光学各向异性，当光线通过透明晶体时会发生双折射现象。可以采用偏光显微镜法测定其结晶性。

（2）**吸光度** 青霉素钠结构中侧链含有共轭体系，在紫外区有吸收，其水溶液在

264nm 处有最大吸收。而降解产物在 280nm 处有最大吸收。利用青霉素钠与其杂质的紫外吸收光谱差异，即杂质在 280nm 处有最大吸收，而青霉素钠在此处无吸收，通过测定供试品在 280nm 处的吸光度控制杂质的量。

（3）青霉素聚合物　参见实验三。

三、测定法

1. 性状　本品为白色结晶性粉末；无臭或微有特异性臭；有引湿性；遇酸、碱或氧化剂等即迅速失效，水溶液在室温放置易失效。本品在水中极易溶解，在乙醇中溶解，在脂肪油或液状石蜡中不溶。

2. 鉴别

（1）在含量测定项下记录的色谱图中，供试品溶液主峰的保留时间应与对照品溶液主峰的保留时间一致。

（2）本品的红外光吸收图谱应与对照的图谱（光谱集 222 图，图 3 – 1）一致。

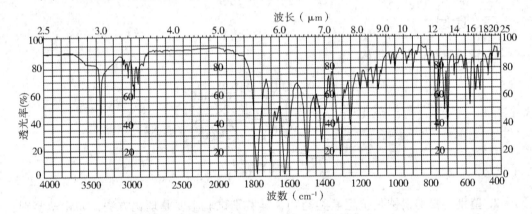

图 3 – 1　青霉素钠对照红外图谱

（3）取铂丝，用盐酸润湿后，蘸取本品，在无色火焰中燃烧，火焰即显鲜黄色。

3. 检查

（1）结晶性　取本品少许，置载玻片上，加液体石蜡适量使晶粒浸没其中，在偏光显微镜下检视，当转动载物台时，应呈现双折射和消光位等晶体光学性质。

（2）酸碱度　取本品，加水制成每 1ml 中含 30mg 的溶液，依法测定，pH 值应为 5.0～7.5。

（3）溶液的澄清度与颜色　取本品 5 份，各 0.3g，分别加水 5ml 使溶解，溶液应澄清无色；如显浑浊，与 1 号浊度标准液比较，均不得更浓；如显色，与黄色或黄绿色 1 号标准比色液比较，均不得更深。

（4）吸光度　取本品，精密称定，加水溶解并定量稀释制成每 1ml 中约含 1.80mg 的溶液，照紫外 – 可见分光光度法，在 280nm 与 325nm 波长处测定，吸光度均不得大于 0.10；在 264nm 波长处有最大吸收，吸光度应为 0.80～0.88。

（5）有关物质　取本品适量，加水溶解并稀释制成每 1ml 中含 4mg 的溶液作为供试品溶液；精密量取 1ml，置 100ml 量瓶中，用水稀释至刻度，摇匀，作为对照溶液。

照高效液相色谱法测定，用十八烷基硅烷键合硅胶为填充剂；以磷酸盐缓冲液（取磷酸二氢钾 10.6g，加水至 1000ml，用磷酸调节 pH 值至 3.4）–甲醇（72∶14）为流动相 A，乙腈为流动相 B，先以流动相 A – 流动相 B（86.5∶13.5）等度洗脱，待杂质 E 的第 3 个色谱峰（见参考图谱）洗脱完毕后，立即进行线性梯度洗脱（梯度程序见表 3 – 1）；检测波长为 225nm；流速为 1.0ml/min；柱温为 34℃。取青霉素系统适用性对照品适量，加水制成每 1ml 中约含 2mg 的溶液，取 20μl 注入液相色谱仪，记录的色谱图应与标准图谱一致。取对照溶液 20μl 注入液相色谱仪，调节检测灵敏度，使主成分色谱峰的峰高约为满量程的 25%；精密量取供试品溶液和对照溶液各 20μl，分别注入液相色谱仪，记录色谱图，供试品溶液色谱图中如有杂质峰，各杂质峰面积的和不得大于对照溶液主峰面积（1.0%），供试品溶液色谱图中任何小于对照溶液主峰面积 0.05 倍的峰可忽略不计。

表 3 – 1　梯度程序表

时间（min）	流动相 A（%）	流动相 B（%）
0	86.5	13.5
t_g + 2	86.5	13.5
t_g + 26	64	36
t_g + 38	64	36
t_g + 39	86.5	13.5
t_g + 50	86.5	13.5

t_g：青霉素系统适用性对照品溶液中杂质 E 的第 3 个色谱峰的保留时间。

（6）青霉素聚合物　照分子排阻色谱法测定。

色谱条件与系统适用性试验　用葡聚糖凝胶 G – 10（40 ~ 120μm）为填充剂；玻璃柱内径为 1.0 ~ 1.4cm，柱长为 30 ~ 40cm；流动相 A 为 pH 7.0 的 0.1mol/L 磷酸盐缓冲液［0.1mol/L 磷酸氢二钠溶液 – 0.1mol/L 磷酸二氢钠溶液（61∶39）］，流动相 B 为水；流速为 1.5ml/min；检测波长为 254nm。量取 0.1mg/ml 蓝色葡聚糖 2000 溶液 100 ~ 200μl，注入液相色谱仪，分别以流动相 A、B 进行测定，记录色谱图。理论板数按蓝色葡聚糖 2000 峰计算均不低于 400，拖尾因子均应小于 2.0。在两种流动相系统中蓝色葡聚糖 2000 峰的保留时间的比值应在 0.93 ~ 1.07 之间。取本品约 0.4g 置 10ml 量瓶中，加 0.05mg/ml 的蓝色葡聚糖 2000 溶液溶解并稀释至刻度，摇匀。量取 100 ~ 200μl 注入液相色谱仪，用流动相 A 进行测定，记录色谱图。高聚体的峰高与单体和高聚体之间的谷高比应大于 2.0。对照溶液主峰与供试品溶液中聚合物峰，与相应色谱系统中蓝色葡聚糖 2000 峰的保留时间的比值均应在 0.93 ~ 1.07 之间。另以流动相 B 为流动相，精密量取对照溶液 100 ~ 200μl，连续进样 5 次，峰面积的相对标准偏差应不大于 5.0%。

对照溶液的制备　取青霉素对照品适量，精密称定，加水溶解并定量稀释制成每 1ml 中约含青霉素 0.1mg 的溶液。

测定法　取本品约 0.4g，精密称定，置 10ml 量瓶中，加水适量使溶解后，用水稀释至刻度，摇匀，立即精密量取 $100 \sim 200\mu l$ 注入液相色谱仪，以流动相 A 为流动相进行测定，记录色谱图。另精密量取对照溶液 $100 \sim 200\mu l$ 注入液相色谱仪，以流动相 B 为流动相进行测定，记录色谱图。按外标法以峰面积计算，含青霉素聚合物以青霉素计不得过 0.08%。

（7）干燥失重　取本品，在 105℃ 干燥，减失重量不得过 0.5%。

（8）可见异物　取本品 5 份，每份各 2.4g，加微粒检查用水溶解，依法检查，应符合规定。

（9）不溶性微粒　取本品 3 份，加微粒检查用水制成每 1ml 中含 60mg 的溶液，依法检查，每 1g 样品中，含 $10\mu m$ 及 $10\mu m$ 以上的微粒不得过 6000 粒，含 $25\mu m$ 及 $25\mu m$ 以上的微粒不得过 600 粒。

（10）细菌内毒素　取本品，依法检查，每 1000 青霉素单位中含内毒素的量应小于 0.10EU。

（11）无菌　取本品，用青霉素酶法灭活后或用适宜溶剂溶解后，转移至不少于 500ml 的 0.9% 无菌氯化钠溶液中，用薄膜过滤法处理后，依法检查，应符合规定。

4. 含量测定　照高效液相色谱法测定。

（1）色谱条件与系统适用性试验　用十八烷基硅烷键合硅胶为填充剂；以有关物质项下流动相 A – 流动相 B（85∶15）为流动相，检测波长为 225nm。取青霉素系统适用性对照品适量，加水溶解并稀释制成每 1ml 中约含 1mg 的溶液，取 $20\mu l$ 注入液相色谱仪，记录的色谱图应与标准图谱一致。

（2）测定法　取本品适量，精密称定，加水溶解并定量稀释制成每 1ml 中约含 1mg 的溶液，精密量取 $20\mu l$ 注入液相色谱仪，记录色谱图；另取青霉素对照品适量，同法测定。按外标法以峰面积计算，其结果乘以 1.0658，即为供试品中 $C_{16}H_{17}N_2NaO_4S$ 的含量。

四、注意事项

1. 青霉素钠在水中不稳定，配制溶液后要及时测定。

2. 药品全项检验时要遵循鉴别—检查—含量测定的工作顺序。

五、思考题

1. 青霉素类抗生素检查项下有哪些内容？

2. 简述青霉素钠中检查青霉素聚合物的方法。

（高金薇）

实验十七　阿司匹林及其肠溶片的质量分析

一、目的要求

1. 掌握　阿司匹林全项检验的项目和方法。

2. 掌握　阿司匹林肠溶片全项检验的项目和方法。

3. 熟悉　原料药和制剂全项检验项目和方法的异同点。

二、原理

1. 阿司匹林化学结构

2. 鉴别

（1）阿司匹林　根据阿司匹林的理化性质，选择 2 个化学鉴别法和 1 个红外光谱鉴别方法。

① 取本品约 0.1g，加水 10ml，煮沸，放冷，加三氯化铁试液 1 滴，即显紫堇色。

② 取本品约 0.5g，加碳酸钠试液 10ml，煮沸 2min 后，放冷，加过量的稀硫酸即析出白色沉淀，并发出醋酸的臭气。

③ 阿司匹林结构中有羧基、乙酰化的酚羟基、苯环等特征官能团，可以用红外分光光度法鉴别。

（2）阿司匹林肠溶片　以阿司匹林原料药鉴别方法为根据，制剂中附加成分不干扰的方法可以直接应用。方法②③有干扰，保留方法①，同时增加高效液相色谱法进行鉴别。

3. 检查

（1）阿司匹林　要进行一般杂质和特殊杂质的检查。

一般杂质检查包括溶液的澄清度、易炭化物、干燥失重、炽灼残渣、重金属。

特殊杂质包括游离水杨酸和有关物质。游离水杨酸是阿司匹林生产过程中乙酰化不完全，或精制和贮存过程中水解而产生的，采用高效液相色谱法，按外标法以峰面积计算其限量。有关物质系指除"游离水杨酸"外的合成原料苯酚及其他合成副产物，如醋酸苯酯、水杨酸苯酯、水杨酰水杨酸、水杨酸酐、乙酰水杨酸苯酯、乙酰水杨酰水杨酸、乙酰水杨酸酐等杂质，采用不加校正因子的主成分自身对照法的高效液相色谱法控制其限量。

（2）阿司匹林肠溶片　通常制剂不再检查原料药检查项下的相关杂质，但阿司匹林在制剂过程中易水解生成水杨酸，因此肠溶片等制剂均照原料药方法与色谱条件检查水杨酸。肠溶片应进行释放度检查，并符合片剂项下有关的各项规定。

三、实验方法

（一）阿司匹林的质量分析

本品含 $C_9H_8O_4$ 不得少于 99.5%。

1. 性状　阿司匹林为白色结晶或结晶性粉末；无臭或微带醋酸臭，味微酸；遇湿气即缓缓水解。本品在乙醇中易溶，在氯仿或乙醚中溶解，在水或无水乙醚中微溶；在氢氧化钠溶液或碳酸钠溶液中溶解，但同时分解。

2. 鉴别

（1）取本品约 0.1g，加水 10ml，煮沸，放冷，加三氯化铁试液 1 滴，即显紫堇色。

（2）取本品约 0.5g，加碳酸钠试液 10ml，煮沸 2min 后，放冷，加过量的稀硫酸即析出白色沉淀，并发出醋酸的臭气。

（3）本品的红外光吸收图谱应与对照的图谱（光谱集 5 图，图 3-2）一致。

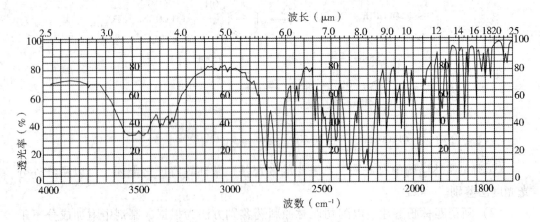

图 3-2　阿司匹林红外对照图谱

3. 检查

（1）溶液的澄清度　取阿司匹林 0.50g，加入温热至约 45℃的碳酸钠试液 10ml 溶解后，溶液应澄清。

（2）游离水杨酸　取本品0.1g，精密称定，置10ml量瓶中，加1%冰醋酸甲醇溶液适量，振摇使溶解并稀释至刻度，摇匀，作为供试品溶液（临用新制）；取水杨酸对照品约10mg，精密称定，置100ml量瓶中，加1%冰醋酸甲醇溶液适量使溶解，并稀释至刻度，摇匀，精密量取5ml，置50ml量瓶中，加1%冰醋酸甲醇溶液稀释至刻度，摇匀，作为对照品溶液。照高效液相色谱实验（通则0512），用十八烷基硅胶键合硅胶为填充剂；以乙腈－四氢呋喃－冰醋酸－水（20：5：5：70）为流动相；检测波长为303nm。理论板数按水杨酸峰计算不低于5000，阿司匹林峰和水杨酸峰的分离度应符合要求，立即精密量取供试品溶液、对照品溶液各10μl，分别注入液相色谱仪，记录色谱图。供试品溶液色谱图中如有与水杨酸峰保留一致的色谱峰，按外标法以峰面积计算，不得超过0.1%。

（3）易炭化物　取阿司匹林0.5g，依法检查，与对照液（取比色用氯化钴液0.25ml、比色用重铬酸钾液0.25ml、比色用硫酸铜液0.40ml，加水使成5ml）比较，不得更深。

（4）有关物质　取本品约0.1g，置10ml量瓶中，加1%冰醋酸甲醇溶液适量，振摇使溶解并稀释至刻度，摇匀，作为供试品溶液；精密量取1ml，置200ml量瓶中，用1%冰醋酸甲醇溶液稀释至刻度，摇匀，作为对照溶液；精密量取对照溶液1ml，置10ml量瓶中，用1%冰醋酸甲醇溶液稀释至刻度，摇匀，作为灵敏度试验溶液。照高效液相色谱法测定。用十八烷基硅烷键合硅胶为填充剂；以乙腈－四氢呋喃－冰醋酸－水（20：5：5：70）为流动相A，乙腈为流动相B，按表3－2进行梯度洗脱；检测波长为276nm。阿司匹林峰的保留时间约为8min，理论板数按阿司匹林峰计算不低于5000，阿司匹林峰与水杨酸峰的分离度应符合要求。分别精密量取供试品溶液、对照溶液、灵敏度试验溶液及水杨酸检查项下的水杨酸对照品溶液各10μl，注入液相色谱仪，记录色谱图。供试品溶液色谱图中如有杂质峰，除水杨酸峰外，其他各杂质峰面积的和不得大于对照溶液主峰面积（0.5%）。供试品溶液色谱图中任何小于灵敏度试验溶液主峰面积的峰可忽略不计。

表3－2　梯度程序表

时间（min）	流动相A（%）	流动相B（%）
0	100	0
60	20	80

（5）干燥失重　取本品，置五氧化二磷为干燥剂的干燥器中，在60℃减压干燥至恒重，减失重量不得过0.5%。

（6）炽灼残渣　不得过0.1%。

（7）重金属　取阿司匹林1.0g，加乙醇23ml溶解后，加醋酸盐缓冲液（pH 3.5）2ml，依法检查，重金属含量不得过百万分之十。

3. 含量测定　取本品约0.4g，精密称定，加中性乙醇（对酚酞指示液显中性）20ml溶解后，加酚酞指示液3滴，用氢氧化钠滴定液（0.1mol/L）滴定。每1ml氢氧化钠滴定液（0.1mol/L）相当于18.02mg的$C_9H_8O_4$。

(二) 阿司匹林肠溶片的质量分析

本品含阿司匹林（$C_9H_8O_4$）应为标示量的 93.0% ～ 107.0%。

1. 性状 本品为肠溶包衣片，除去包衣后显白色。

2. 鉴别

（1）取本品的细粉适量（约相当于阿司匹林 0.1g），加水 10ml，煮沸，放冷，加三氯化铁试液 1 滴，即显紫堇色。

（2）在含量测定项下记录的色谱图中，供试品溶液主峰的保留时间应与对照品溶液主峰的保留时间一致。

3. 检查

（1）游离水杨酸 取本品细粉适量（约相当于阿司匹林 0.1g），精密称定，置 100ml 量瓶中，加 1% 冰醋酸的甲醇溶液，振摇使阿司匹林溶解，并稀释至刻度，摇匀，滤膜滤过，取续滤液作为供试品溶液（临用新制）；取水杨酸对照品约 15mg，精密称定，置 50ml 量瓶中，加 1% 冰醋酸的甲醇溶液溶解并稀释至刻度，摇匀，精密量取 5ml，置 100ml 量瓶中，用 1% 冰醋酸的甲醇溶液稀释至刻度，摇匀，作为对照品溶液。照阿司匹林游离水杨酸项下的方法测定，按外标法以峰面积计算，不得过标示量的 1.5%。

（2）释放度

1）酸中释放量 取本品，照释放度测定法，采用溶出度测定法第一法装置，以 0.1mol/L 的盐酸溶液 600ml（25mg、40mg、50mg 规格）或 750ml（100mg、300mg 规格）为溶出介质，转速为 100r/min，依法操作，经 2h，取溶液 10ml，滤过，取续滤液作为供试品溶液；取阿司匹林对照品，精密称定，加冰醋酸甲醇溶液溶解并稀释制成每 1ml 中含 4.25μg（25mg 规格）、7μg（40mg 规格）、8.25μg（50mg 规格）、13μg（100mg 规格）、40μg（300mg 规格）的溶液，作为对照品溶液。照含量测定项下的方法测定。计算每片中阿司匹林的释放量，限度应小于阿司匹林标示量的 10%。

2）缓冲液中释放量 在酸中释放量检查项下的溶液中继续加入 37℃ 的 0.2mol/L 磷酸钠溶液 200ml（25mg、40mg、50mg 规格）或 250ml（100mg、300mg 规格），混匀，用 2mol/L 盐酸溶液或 2mol/L 氢氧化钠溶液调节溶液的 pH 值至 6.8 ± 0.05，继续溶出 45min，取溶液 10ml，滤过，取续滤液作为供试品溶液；另取阿司匹林对照品适量，精密称定，用冰醋酸甲醇溶液溶解并稀释制成每 1ml 中含 22μg（25mg 规格）、35μg（40mg 规格）、44μg（50mg 规格）、72μg（100mg 规格）、0.2mg（300mg 规格）的溶液，作为阿司匹林对照品溶液；另取水杨酸对照品，精密称定，加 1% 冰醋酸甲醇溶液溶解并稀释制成每 1ml 中含 1.7μg（25mg 规格）、2.6μg（40mg 规格）、3.4μg（50mg 规格）、5.5μg（100mg 规格）、16μg（300mg 规格）的溶液，作为水杨酸对照品溶液。照含量测定项下的色谱条件，精密量取供试品溶液、阿司匹林对照品溶液与水杨酸对照品溶液各 10μl，分别注入液相色谱仪，记录色谱图，按外标法计算出每片中阿司匹林和水杨酸的含量，将水杨酸含量乘以 1.304 后，与阿司匹林含量相加即得每片缓冲液中释放量。限度为标示量的 70%，应符合规定。

（3）其他 应符合片剂项下有关的各项规定。

4. 含量测定 照高效液相色谱法。

（1）色谱条件与系统适用性试验 用十八烷基硅烷键合硅胶为填充剂；以乙腈 – 四氢呋喃 – 冰醋酸 – 水（20∶5∶5∶70）为流动相；检测波长为276nm。理论板数按阿司匹林峰计算不低于3000，阿司匹林峰与水杨酸峰的分离度应符合要求。

（2）测定法 取本品20片，精密称定，充分研细，精密称取适量（约相当于阿司匹林10mg），置100ml量瓶中，加1%冰醋酸甲醇溶液，强烈振摇使阿司匹林溶解并稀释至刻度，滤膜滤过，精密量取续滤液10μl，注入液相色谱仪，记录色谱图；另取阿司匹林对照品，精密称定，加1%冰醋酸的甲醇溶液溶解并定量稀释制成每1ml中含0.1mg的溶液，同法测定。按外标法以峰面积计算，即得。

四、注意事项

1. 游离水杨酸检查时，供试品溶液要临用现配，避免阿司匹林水解造成的误差。
2. 阿司匹林原料药的含量测定要采用容量分析，溶剂采用中性乙醇，消除误差。

五、思考题

1. 阿司匹林与三氯化铁的呈色原理是什么？
2. 阿司匹林肠溶片为什么检查游离水杨酸？

（李　倩）

实验十八　葡萄糖注射液的质量分析

一、目的要求

1. 掌握 旋光法测定含量的原理与计算方法。

2. 掌握 pH值测定原理和pH计的正确操作。

3. 了解 注射液全检验的项目。

二、原理

1. 葡萄糖的化学结构

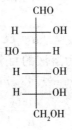

葡萄糖

本品为葡萄糖或无水葡萄糖的灭菌水溶液。含葡萄糖（$C_6H_{12}O_6 \cdot H_2O$）应为标示量的 95.0% ~ 105.0%。

2. 鉴别　葡萄糖的鉴别常用的方法是费林（Fehling）试验。葡萄糖为醛糖，其结构中的醛基具有还原性，在酒石酸钾的碱性溶液中可将铜离子还原成红色的氧化亚铜沉淀。

$$CuSO_4 + 2NaOH \longrightarrow Cu(OH)_2 + Na_2SO_4$$

$$Cu_2(OH)_2 \xrightarrow{\ \triangle\ } Cu_2O \downarrow + H_2O$$

3. 检查　高温灭菌时分解产生 5 - 羟甲基糠醛，该分子具共轭结构，在 284nm 有最大吸收。控制该波长处吸收度。

4. 含量测定　葡萄糖分子中含不对称碳原子，具有旋光性，在一定条件下，其水溶液的比旋度 $[\alpha]_D^t$ 为 +52.5° ~ +53.0°，根据旋光度 α 与浓度 C 的比例关系可进行含量测定：

$$\alpha = [\alpha]_D^t LC$$

式中，L 为液层厚度（dm），C 为溶液的百分浓度（g/ml，按干燥品或无水物计算），所以：

$$C = \frac{100\alpha}{[\alpha]_D^t L}$$

四、测定法

1. 鉴别　取本品，缓缓滴入温热的碱性酒石酸铜试液中，即生成氧化亚铜的红色沉淀。

2. 检查

（1）pH 值　取本品适量，用水稀释制成含葡萄糖为 5% 的溶液，每 100ml 加饱和氯化钾溶液 0.3ml，依法检查（通则 0603），pH 值应为 3.2 ~ 6.5。

（2）5 - 羟甲基糠醛　精密量取本品适量（约相当于葡萄糖 1.0g），置 100ml 量瓶中，用水稀释至刻度，摇匀，照紫外 - 可见分光光度法（通则 0401），在 284nm 的波长处测定，吸光度不得大于 0.32。

（3）重金属　取本品适量（约相当于葡萄糖 3g），必要时，蒸发至约 20ml，放冷，加醋酸盐缓冲液（pH 3.5）2ml 与水适量使成 25ml，依法检查（通则 0821 第一法），按葡萄糖含量计算，含重金属不得过百万分之五。

（4）细菌内毒素　取本品，依法检查（通则 1143），每 1ml 中含内毒素的量应小于 0.50EU。

（5）无菌　取本品，经薄膜过滤法，以金黄色葡萄球菌为阳性对照菌，依法检查（通则 1101），应符合规定。

（6）其他　应符合注射剂项下有关的各项规定（通则 0102）。

3. 含量测定　精密量取本品适量（约相当于葡萄糖 10g），置 100ml 量瓶中，加氨试液 0.2ml（10% 或 10% 以下规格的本品可直接取样测定），用水稀释至刻度，摇匀，静置 10min，在 25℃ 时，依法测定旋光度（通则 0621），与 2.0852 相乘，即得供试液中含有 $C_6H_{12}O_6 \cdot H_2O$ 的重量（g）。

五、注意事项

1. 每次测定前应以溶剂做空白校正，测定后，再校正 1 次，以确定在测定时零点有无变动；如第 2 次校正时发现旋光度差值超过 ±0.01 时表明零点有变动，则应重新测定旋光度。

2. 配制溶液及测定时，均应调节温度至 20℃ ±0.5℃（或各品种项下规定的温度）。

3. 供试的液体或固体物质的溶液充分溶解，供试液应澄清。

4. 物质的比旋度与测定光源、测定波长、溶剂、浓度和温度等因素有关，表示物质的比旋度时应注明测定条件。

5. 当已知供试品具有外消旋作用或旋光转化现象，则应相应地采取措施，对样品制备的时间以及将溶液装入旋光管的间隔测定时间进行规定。

六、思考题

1. 简述旋光度法测定葡萄糖含量的优缺点。

2. 注射剂全检验所需进行的项目有哪些？

附录　旋光度测定法

平面偏振光通过含有某些光学活性的化合物液体或溶液时，能引起旋光现象，使偏振光的平面向左或向右旋转。旋转的度数称为旋光度。在一定波长与温度下，偏振光透过每1ml含有1g旋光性物质的溶液且光路长1dm时，测得的旋光度称为比旋度。比旋度（或旋光度）可以用于鉴别或检查光学活性药品的纯杂程度，亦可用于测定光学活性药品的含量。

在空间上不能重叠，互为镜像关系的立体异构体称为对映体。手性物质的对映异构体之间，除了使平面偏振光发生偏转的程度相同而方向相反之外，在非手性环境中的理化性质相同。生物大分子如酶、生物受体等通常为手性物质，总是表现出对一种对映体的立体选择性，因此，对映体可在药理学与毒理学方面有差异。来源于自然界的物质，例如氨基酸、蛋白质、生物碱、抗体、糖苷、糖等，大多以对映体的形式存在。外消旋体一般由等量的对映异构体构成，旋光度净值为零，其物理性质也可能与其对映体不同。

最常用的光源是采用钠灯在可见光区的D线（589.3nm），但也使用较短的波长，如光电偏振计使用滤光片得到莱灯波长约为578nm、546nm、436nm、405nm和365nm处的最大透射率的单色光，其具有更高的灵敏度，可降低被测化合物的浓度。还有一些其他光源，如带有适当滤光器的氙灯或卤钨灯。

除另有规定外，本法系采用钠光谱的D线（589.3nm）测定旋光度，测定管长度为1dm（如使用其他管长，应进行换算），测定温度为20℃。使用读数至0.01°并经过检定的旋光计。

旋光度测定一般应在溶液配制后30min内进行测定。测定旋光度时，将测定管用供试液体或溶液（取固体供试品，按各品种项下的方法制成）冲洗数次，缓缓注入供试液体或溶液适量（注意勿使发生气泡），置于旋光计内检测读数，即得供试液的旋光度。使偏振光向右旋转者（顺时针方向）为右旋，以"＋"符号表示；使偏振光向左旋转者（反时针方向）为左旋，以"－"符号表示。用同法读取旋光度3次，取3次的平均数，照下列公式计算，即得供试品的比旋度。

对液体供试品　$[\alpha]_D^t = \dfrac{\alpha}{ld}$

对固体供试品　$[\alpha]_D^t = \dfrac{100\alpha}{lc}$

式中，$[\alpha]_D^t$ 为比旋度；D 为钠光谱的D线；t 为测定时的温度（℃）；l 为测定管长度（dm）；α 为测得的旋光度；d 为液体的相对密度；c 为每100ml溶液中含有被测物质的重量（按干燥品或无水物计算，g）。

旋光计的检定可用标准石英旋光管进行，读数误差应符合规定。

（高晓霞）

实验十九 氢化可的松乳膏的质量分析

一、目的要求

1. 掌握 外用乳膏的全项检验项目和方法；四氮唑比色法测定肾上腺皮质激素含量的原理和操作。

2. 熟悉 乳膏剂样品的预处理方法。

二、原理

1. 氢化可的松的化学结构

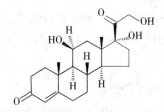

氢化可的松

2. 鉴别

（1）氢化可的松结构中有酮基，可以与羰基试剂如硫酸苯肼发生缩合反应而显色。

（2）氢化可的松是甾体激素类药物，可以与硫酸显色。

3. 含量测定 乳膏剂的辅料主要有液状石蜡、凡士林、丙二醇等，前处理要除去辅料的影响，但微量的辅料可能会破坏色谱柱，另外外用制剂的分析可以比口服制剂和注射制剂要求低一些，可以选择比色法。氢化可的松的结构中有 α-醇酮基，具有较强的还原性，可以与四氮唑盐发生氧化还原反应，生成有色 Formazan，此反应为定量反应，可在其最大吸收波长处测定吸光度而定量。

三、测定法

1. 性状 本品为乳白色乳膏。

2. 鉴别 取本品约5g，置烧杯中，加无水乙醇30ml，在水浴上加热使融化，置冰浴中冷却后，滤过，滤液蒸干，残渣照下述方法实验。

（1）取残渣少许，加乙醇1ml溶解后，加新制的硫酸苯肼试液8ml，在70°C加热15min，即显黄色。

（2）取残渣少许，加硫酸2ml，摇匀，放置5min，溶液显黄色至棕黄色，并带绿色荧光。

3. 检查 应符合乳膏剂项下有关的各项规定。

4. 含量测定 取本品适量（约相当于氢化可的松20mg），精密称定，置烧杯中，加无水乙醇约 30ml，在水浴上加热使溶解，再置冰浴中冷却，滤过，滤液置 100ml 量瓶中，同法提取 3 次，滤液并入量瓶中，放至室温，用无水乙醇稀释至刻度，摇匀，作为供试品溶液。

取氢化可的松对照品约 20mg，精密称定，置 100ml 量瓶中，加无水乙醇溶解并稀释至刻度，摇匀，作为对照品溶液。

精密量取供试品溶液与对照品溶液各 1ml，分别置干燥具塞试管中，各精密加无水乙醇 9ml 与氯化三苯四氮唑试液 1ml，摇匀，再各精密加氢氧化四甲基铵试液 1ml，摇匀，在 25°C 的暗处放置 40~45min，照紫外-可见分光光度法，在 485nm 的波长处分别测定吸光度，计算。

四、注意事项

1. 氢化可的松与四氮唑盐发生反应时，受很多因素影响，实验时要严格控制实验条件，并且要供试品与对照品同时操作，才能获得满意实验结果。

2. 乳膏剂前处理要仔细操作，待在冰浴中冷却后再过滤，以免影响实验结果。

五、思考题

1. 简述乳膏剂全项检验的项目和要求。

2. 氢化可的松与四氮唑盐发生反应时，受哪些因素影响？

（孙立新）

实验二十 复方左炔诺孕酮片的质量分析

一、目的要求

1. 掌握 化学药复方片剂的全项检验项目。

2. 熟悉 复方制剂含量均匀度和溶出度的检查方法。

二、处方

左炔诺酮	150mg
炔雌醇	30mg
制成	1000 片

本品含左炔诺孕酮（$C_{21}H_{28}O_2$）与炔雌醇（$C_{20}H_{24}O_2$）均应为标示量的 90.0% ~ 115.0%。

三、原理

1. 左炔诺酮和炔雌醇的化学结构

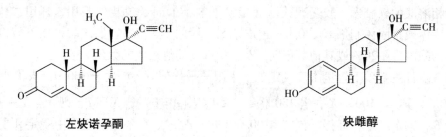

左炔诺孕酮　　　　　　　　　　　　　　　　炔雌醇

2. 性状 由于本品为糖衣片或薄膜衣片，因此除去包衣后对产品颜色进行描述。

3. 鉴别

（1）采用化学鉴别法对复方制剂中的左炔诺酮进行鉴别，三硝基苯酚在碱性条件下与左炔诺孕酮结构中的 α，β – 不饱和酮发生反应。

（2）由于本品中炔诺孕酮是左旋体，因此采用旋光度测定法，对左炔诺孕酮进行鉴别。

（3）采用 TLC 法，以左炔诺孕酮和炔雌醇为对照，根据甾体激素能与硫酸反应的性质，采用硫酸作为显色剂，对复方制剂中的 2 个有效成分分别进行鉴别。

（4）采用 HPLC 法，以左炔诺孕酮和炔雌醇为对照，以保留时间为指标，对复方制剂中的 2 个有效成分分别进行鉴别。

4. 检查

（1）含量均匀度　用于检查单剂量的固体、半固体和非均相液体制剂含量符合标示量的程度。

除另有规定外，片剂、硬胶囊剂、颗粒剂或散剂等，每一个单剂标示量小于 25mg 或主药含量小于每一个单剂重量 25% 者；药物间或药物与辅料间采用混粉工艺制成的注射用无菌粉末；内充非均相溶液的软胶囊；单剂量包装的口服混悬液、透皮贴剂和栓剂等品种项下规定含量均匀度应符合要求的制剂，均应检查含量均匀度。复方制剂仅检查符合上述条件的组分。由于复方左炔诺孕酮片中的 2 个成分标示量均小于 25mg，因此都需要进行含量均匀度检查。凡检查含量均匀度的制剂，一般不再检查重（装）量差异；当全部主成分均进行含量均匀度检查时，复方制剂一般亦不再检查重（装）量差异。

除另有规定外，取供试品 10 个，照各品种项下规定的方法，分别测定每一个单剂以标示量为 100 的相对含量 x_i，求其均值 $\overline{X}$ 和标准差 S 以及标示量与均值之差的绝对值 A（$A = |100 - \overline{X}|$）。

结果判定：若 $A + 2.2S \leq L$，则供试品的含量均匀度符合规定；若 $A + S > L$，则不符合规定；若 $A + 2.2S > L$，且 $A + S \leq L$，则应另取 20 片个复试。根据初、复试结果，计算 30 个单剂的均值 $\overline{X}$、标准差 S 和标示量与均值之差的绝对值 A。再按下述公式计算并判定。当 $A \leq 0.25L$ 时，若 $A^2 + S^2 \leq 0.25L^2$，则供试品的含量均匀度符合规定；若

$A^2 + S^2 > 0.25L^2$，则不符合规定。当 $A > 0.25L$ 时，若 $A + 1.7S \leq L$，则供试品的含量均匀度符合规定；若 $A + 1.7S > L$，则不符合规定。

上述公式中 L 为规定值。除另有规定外，$L = 15.0$；单剂量包装的口服混悬液、内充非均相溶液的软胶囊、胶囊型或泡囊型粉雾剂、单剂量包装的眼用、耳用、鼻用混悬剂、固体或半固体制剂 $L = 20.0$；透皮贴剂、栓剂 $L = 25.0$。如该品种项下规定含量均匀度的限度为 ±20% 或其他数值时，$L = 20.0$ 或其他相应的数值。

当各品种正文项下含量限度规定的上下限的平均值（T）大于 100.0（%）时，若 $\overline{X} < 100.0$，则 $A = 100 - \overline{X}$；若 $100.0 \leq \overline{X} \leq T$，则 $A = 0$；若 $\overline{X} > T$，则 $A = \overline{X} - T$。同上法计算，判定结果，即得。当 $T < 100.0$（%）时，应在各品种正文中规定 A 的计算方法。

（2）**溶出度** 系指活性药物从片剂、胶囊剂或颗粒剂等普通制剂在规定条件下溶出的速率和程度。溶出度是片剂、胶囊剂或颗粒剂等普通制剂质量控制的一个重要指标，难溶性的药物一般都应做溶出度检查。凡检查溶出度的制剂，一般不再进行崩解时限检查。

结果判定：符合下述条件之一者，可判为符合规定。

① 6 片（粒、袋）中，每片（粒、袋）的溶出量按标示量计算，均不低于规定限度（Q）。

② 6 片（粒、袋）中仅有 1~2 片（粒、袋）低于 Q，但不低于 $Q-10\%$，且其平均溶出量不低于 Q。

③ 如 6 片（粒、袋）中有 1~2 片（粒、袋）低于 Q，其中仅有 1 片（粒、袋）低于 $Q-10\%$，但不低于 $Q-20\%$，且其平均溶出量不低于 Q 时，应另取 6 片（粒、袋）复试；初、复试的 12 片（粒、袋）中有 1~3 片（粒、袋）低于 Q，其中仅有 1 片（粒、袋）低于 $Q-10\%$，但不低于 $Q-20\%$，且其平均溶出量不低于 Q。

以上结果判断中所示的 10%、20% 是指对于标示量的百分率（%）。

5. 含量测定 采用 HPLC 法，等度洗脱，同时对左炔诺孕酮和炔雌醇进行含量测定。

四、实验方法

1. 性状 本品为糖衣片或薄膜衣片，除去包衣后显白色或类白色。

2. 鉴别

（1）取本品 5 片，研细，加三氯甲烷 10ml 充分搅拌后，滤过，取滤液 2ml，加碱性三硝基苯酚溶液（取 0.6% 三硝基苯酚乙醇溶液、7% 氢氧化钠溶液与稀乙醇，临用前等量混合）2ml，放置 30min 后，溶液呈棕黄色。

（2）取本品细粉适量（约相当于左炔诺孕酮 15mg），分次加三氯甲烷约 200ml，充分搅拌后，用 G_4 垂熔漏斗减压滤过，用三氯甲烷洗涤滤渣与滤器，合并滤液，置水浴上蒸干，放冷，精密加三氯甲烷 2ml，用 1dm 的微量旋光管依法测定，应为左旋，并不得低于 0.18°。

（3）取本品 5 片，研细，加三氯甲烷 10ml，充分搅拌后，滤过，滤液蒸干，精密加三氯甲烷1ml使左炔诺孕酮与炔雌醇溶解，作为供试品溶液；另取左炔诺孕酮与炔雌醇对照品，加三氯甲烷溶解并稀释制成每1ml中约含左炔诺孕酮0.75mg与炔雌醇0.15mg的溶液，作为对照品溶液。照薄层色谱法试验，精密吸取上述两种溶液各30μl，分别点于同一硅胶G薄层板上，以三氯甲烷－甲醇（9∶1）为展开剂，展开，晾干，喷以硫酸－无水乙醇（1∶1）混合液，在105℃加热使显色。供试品溶液所显两个成分的主斑点的位置和颜色应与对照品溶液相应的主斑点相同。

（4）在含量测定项下记录的色谱图中，供试品溶液两主峰的保留时间应与对照品溶液相应两主峰的保留时间一致。

以上（3）、（4）两项可选做一项。

3. 检查

（1）含量均匀度　以含量测定项下测得的每片含量计算，应符合规定。

（2）溶出度　取本品，照溶出度与释放度测定法（第二法），以0.0005%聚山梨酯80溶液500ml为溶出介质，转速为75r/min，依法操作，经60min时，取溶液30ml，滤过，弃去初滤液20ml，取续滤液作为供试品溶液。照高效液相色谱法测定。用十八烷基硅烷键合硅胶为填充剂，以乙腈－水（60∶40）为流动相，左炔诺孕酮的检测波长为247nm。炔雌醇用荧光检测器测定，激发波长为285nm，发射波长为310nm。理论板数按左炔诺孕酮峰计算不低于5000。精密量取供试品溶液100μl注入液相色谱仪，记录色谱图；另取左炔诺孕酮对照品，精密称定，加乙醇适量，超声处理使溶解，放冷，并定量稀释制成每1ml中含0.75mg的溶液，作为对照品贮备液①；取炔雌醇对照品，精密称定，加乙醇适量，超声处理使溶解，放冷，并定量稀释制成每1ml中含0.15g的溶液，作为对照品贮备液②。精密量取对照品贮备液①、②各2ml，置100ml量瓶中，用乙腈－溶出介质（1∶1）稀释至刻度，摇匀。精密量取2ml，置100ml量瓶中，用溶出介质稀释至刻度，摇匀，作为对照品溶液，同法测定。按外标法以峰面积计算每片的溶出量。左炔诺孕酮与炔雌醇的限度均为标示量的60%，应符合规定。

（3）其他　应符合片剂项下有关的各项规定。

4. 含量测定　照高效液相色谱法测定。

（1）色谱条件与系统适用性试验　用十八烷基硅烷键合硅胶为填充剂；以乙腈－水（60∶40）为流动相；检测波长为220nm。理论板数按左炔诺孕酮峰计算不低于5000，左炔诺孕酮峰与炔雌醇峰的分离度应大于2.5。

（2）测定法　取本品10片，分别置10ml量瓶中，加流动相适量，超声处理40min并不时振摇使左炔诺孕酮与炔雌醇溶解，放冷，用流动相稀释至刻度，摇匀，滤过，精密量取续滤液50μl注入液相色谱仪，记录色谱图；另取左炔诺孕酮对照品与炔雌醇对照品各适量，精密称定，加乙腈超声使溶解，放冷，并定量稀释制成每1ml中含左炔诺孕酮0.75mg与炔雌醇0.15mg的溶液，精密量取2ml，置100ml量瓶中，用流动相稀释至刻度，摇匀，同法测定。按外标法以峰面积分别计算每片的含量，求出平均含量。

五、注意事项

1. 采用TLC法进行鉴别时，层析缸应预饱和后再进行实验。

2. 溶出度试验结束后，应用水冲洗搅拌桨。

3. 含量测定时超声处理40min，要保证超声仪中水温恒定；含量测定溶液须澄清，如不澄清，可离心后，取澄清液测定。

4. 分别在220nm和280nm波长处检测左炔诺孕酮对照品溶液。结果表明在220nm波长处左炔诺孕酮响应好。

六、思考题

1. 复方左炔诺孕酮片全项检验包括哪些项目？
2. 复方制剂含量均匀度检查的适用对象和结果判定标准分别是什么？
3. 复方制剂溶出度测定的适用对象和结果判定标准分别是什么？

（许华容）

实验二十一　丙二醇的质量分析

一、目的要求

1. **掌握**　药用辅料全项检验的项目与方法。
2. **熟悉**　气相色谱法测定丙二醇有关物质和含量的方法。

二、原理

1. 丙二醇的化学结构

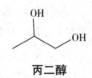

丙二醇

2. 鉴别　采用高效液相色谱法和红外分光光度法进行鉴别。

3. 检查　丙二醇检查项下进行了一般杂质和特殊杂质检查。一般杂质检查包括酸度、氯化物、硫酸盐、水分、炽灼残渣、重金属、砷盐的检查。特殊杂质检查包括有关物质、氧化性物质、还原性物质的检查。有关物质包括一缩二乙二醇（二甘醇）、一缩二丙二醇、二缩三丙二醇和环氧丙烷，是生产中引入的副产物，可以用气相色谱法控制其限量，因丙二醇与4个杂质的极性相差较大，采用程序升温的方法。

4. 含量测定　根据丙二醇的理化性质，可以采用气相色谱法测定含量，色谱条件同有关物质检查。

三、测定法

1. 性状　本品为无色澄清的黏稠液体。本品与水、乙醇或三氯甲烷能任意混溶。本品的相对密度在25℃时应为1.035~1.037。

2. 鉴别

（1）在含量测定项下记录的色谱图中，供试品溶液主峰的保留时间应与对照品溶液主峰的保留时间一致。

（2）本品的红外光吸收图谱应与对照的图谱（光谱集 706 图，图 3-3）一致。

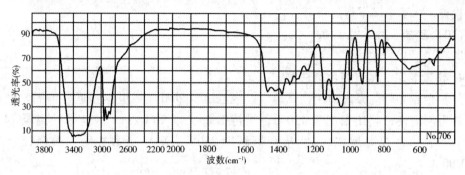

图 3-3　丙二醇红外对照光谱图

3. 检查

（1）**酸度**　取本品 10.0ml，加新沸放冷的水 50ml 溶解后，加溴麝香草酚蓝指示液 3 滴，用氢氧化钠滴定液（0.01mol/L）滴定至溶液显蓝色，消耗氢氧化钠滴定液（0.01mol/L）的体积不得过 0.5ml。

（2）**氯化物**　取本品 1.0ml，依法检查，与标准氯化钠溶液 7.0ml 制成的对照液比较，不得更浓（0.007%）。

（3）**硫酸盐**　取本品 5.0ml，依法检查，与标准硫酸钾溶液 3.0ml 制成的对照液比较，不得更浓（0.006%）。

（4）**有关物质**　取本品适量，精密称定，用无水乙醇定量稀释制成每 1ml 中约含丙二醇 0.5g 的溶液，作为供试品溶液；另取一缩二乙二醇（二甘醇）、一缩二丙二醇、二缩三丙二醇与环氧丙烷对照品，精密称定，用无水乙醇稀释制成每 1ml 中各约含 5μg、500μg、150μg 与 5μg 的混合溶液，作为对照品溶液。照气相色谱法试验，以聚乙二醇 20M（或极性相近）为固定液的毛细管柱为色谱柱，起始温度为 80℃，维持 3min，以 15℃/min 的速率升温至 220℃，维持 4min，进样口温度 230℃，检测器温度 250℃。各色谱峰的分离度应符合要求。精密量取供试品溶液与对照品溶液各 1μl，分别注入气相色谱仪，按外标法以峰面积计算。含一缩二乙二醇（二甘醇）不得过 0.001%，一缩二丙二醇不得过 0.1%，二缩三丙二醇不得过 0.03%，环氧丙烷不得过 0.001%。

（5）**氧化性物质**　取本品 5.0ml，置碘量瓶中，加碘化钾试液 1.5ml 与稀硫酸 2ml，密塞，在暗处放置 15min，加淀粉指示液 2ml，如显蓝色，用硫代硫酸钠滴定液（0.005mol/L）滴定至蓝色消失，消耗硫代硫酸钠滴定液（0.005mol/L）的体积不得过 0.2ml。

（6）**还原性物质**　取本品 1.0ml，加氨试液 1ml，在 60℃水浴中加热 5min，溶液应不显黄色；迅速加硝酸银试液 0.15ml，摇匀，放置 5min，溶液应无变化。

（7）水分　取本品适量，照水分测定法测定，含水分不得过 0.2%。

（8）炽灼残渣　取本品 50g，加热至燃烧，即停止加热，使自然燃烧至干，在 700~800℃炽灼至恒重，遗留残渣不得过 3.5mg。

（9）重金属　取本品 4.0ml，加水 19ml 与醋酸盐缓冲液（pH 3.5）2ml，混匀，依法检查，含重金属不得过百万分之五。

（10）砷盐　取本品 1.0g，加盐酸 5ml 与水 23ml，摇匀，依法检查，应符合规定（0.0002%）。

4. 含量测定　照气相色谱法测定。

（1）色谱条件与系统适用性试验　以聚乙二醇 20M（或极性相近）为固定液的毛细管柱为色谱柱；起始温度为 130℃，维持 1min，以 10℃/min 的速率升温至 240℃，维持 1min，进样口温度 230℃，检测器温度 250℃。理论板数按丙二醇峰计算不低于 10000。

（2）测定法　取本品约 100mg，精密称定，置 100ml 量瓶中，精密加入内标溶液（每 1ml 中约含 1,3 - 丁二醇 10mg 的无水乙醇溶液）10ml，用无水乙醇稀释至刻度，摇匀，作为供试品溶液，精密量取 1μl 注入气相色谱仪，记录色谱图；另取丙二醇对照品，同法测定，按内标法以峰面积计算，即得。

四、注意事项

1. 气相色谱法中的检测器是火焰离子化检测器（FID）。
2. 采用外标法定量时要注意进样量的准确度。

五、思考题

1. 简述药用辅料丙二醇全项检验的项目和方法。
2. 气相色谱法测定丙二醇的有关物质和含量时，为什么采用程序升温法？
3. 丙二醇中氧化性物质的检查原理是什么？

（孙立新）

实验二十二　枳壳的质量分析

一、目的要求

1. 掌握　中药材全项检验的项目与方法。

2. 熟悉　中药材有效成分的 HPLC 测定法；中药材 TLC 鉴别法。

二、原理

药材和饮片的全检验包括性状、鉴别、检查、浸出物测定、含量测定等项目，主要反映中药在真伪、纯度和品质三方面的质量特性。

1. 鉴别

（1）**性状鉴别** 系指利用其外观、形状及感官性质等特征作为真伪鉴别的依据，如药材的形状、大小、色泽、表面特性、质地、断面特征及气味等。

（2）**显微鉴别** 系指用显微镜对药材（饮片）切片、粉末、解离组织或表面制片及含饮片粉末的制剂中饮片的组织、细胞或内含物等特征进行鉴别的一种方法。

（3）**理化鉴定** 系指用化学或物理的方法，对供试品中所含某些化学成分进行的鉴别试验。薄层色谱法（TLC）不需特殊的仪器，操作简便，具有分离和鉴定的双重功能，有多种专属的检测方法及丰富的文献资料，是目前最常用的中药鉴别方法。

2. 检查

（1）**水分测定** 中药材中水分含量的多少，是贮藏过程中保证质量的一项重要标志。如水分含量超过一定的限度，则药材易霉坏，且能使有效成分分解变质，其测定方法常用的有烘干法和甲苯法。

（2）**总灰分测定** 中药材中的灰分包括药材本身经灰化后遗留的非挥发性无机物（生理灰分）和黏附在药材上的泥沙杂质（外来灰分），称为总灰分。一般药材的生理灰分含量比较恒定，当无外来掺杂物时，通常都有一定的总灰分含量范围。因此，规定药材的总灰分限度，对于保证中药材的品质和纯度具有一定的意义。

3. 含量测定 枳壳为芸香科植物酸橙 *Citrus aurantium* L. 及其栽培变种的干燥未成熟果实。7月果皮尚绿时采收，自中部横切为两半，晒干或低温干燥。

枳壳中含有众多类别的化学成分，主要为黄酮类、挥发油类、生物碱等，共同构成了枳壳的化学特征。黄酮类成分是枳壳的主要药效物质基础之一，其代表物质为柚皮苷、新橙皮苷等，故枳壳的含量测定选择柚皮苷和新橙皮苷作为指标成分。

三、测定法

1. 性状 本品呈半球形，直径 3 ~ 5cm。外果皮棕褐色至褐色，有颗粒状突起，突起的顶端有凹点状油室；有明显的花柱残迹或果梗痕。切面中果皮黄白色，光滑而稍隆起，厚 0.4 ~ 1.3cm，边缘散有 1 ~ 2 列油室，瓤囊 7 ~ 12 瓣，少数至 15 瓣，汁囊干缩呈棕色至棕褐色，内藏种子。质坚硬，不易折断。气清香，味苦、微酸。

2. 鉴别

（1）本品粉末呈黄白色或棕黄色。中果皮细胞类圆形或形状不规则，壁大多呈不均匀增厚。果皮表皮细胞表面观多角形、类方形或长方形，气孔环式，直径 16 ~ 34μm，副卫细胞 5 ~ 9 个；侧面观外被角质层。汁囊组织淡黄色或无色，细胞多皱缩，并与下层细胞交错排列。草酸钙方晶存在于果皮和汁囊细胞中，呈斜方形、多面体形或双锥形，直径 3 ~ 30μm。螺纹导管、网纹导管及管胞细小。

（2）取本品粉末 0.2g，加甲醇 10ml，超声处理 30min，滤过，滤液蒸干，残渣加甲醇 5ml 使溶解，作为供试品溶液。另取柚皮苷对照品、新橙皮苷对照品，加甲醇制成每 1ml 各含 0.5mg 的混合溶液，作为对照品溶液。照薄层色谱法，吸取上述供试品溶液 10μl、对照品溶液 20μl，分别点于同一硅胶 G 薄层板上，以三氯甲烷 - 甲醇 - 水（13∶6∶2）下层溶液为展开剂，展开，取出，晾干，喷以 3% 三氯化铝乙醇溶液，在

105℃加热约5min，置紫外光灯（365nm）下检视。供试品色谱中，在与对照品色谱相应的位置上，呈相同颜色的荧光斑点。

3. 检查

（1）水分不得过12.0%（第四法）。

（2）总灰分不得过7.0%。

4. 含量测定　照高效液相色谱法测定。

（1）色谱条件与系统适用性试验　以十八烷基硅烷键合硅胶为填充剂；以乙腈－水（20∶80）（用磷酸调节pH至3）为流动相；检测波长为283nm。理论板数按柚皮苷峰计算应不低于3000。

（2）对照品溶液的制备　取柚皮苷对照品、新橙皮苷对照品适量，精密称定，加甲醇分别制成每1ml含柚皮苷和新橙皮苷各80μg的溶液，即得。

（3）供试品溶液的制备　取本品粗粉约0.2g，精密称定，置具塞锥形瓶中，精密加入甲醇50ml，称定重量，加热回流1.5h，放冷，再称定重量，用甲醇补足减失的重量，摇匀，滤过。精密量取续滤液10ml，置25ml量瓶中，加甲醇至刻度，摇匀，即得。

（4）测定法　分别精密吸取对照品溶液与供试品溶液各10μl，注入液相色谱仪，测定，即得。本品按干燥品计算，含柚皮苷（$C_{27}H_{32}O_{14}$）不得少于4.0%，新橙皮苷（$C_{28}H_{34}O_{15}$）不得少于3.0%。

四、注意事项

1. 水分测定法

（1）水分测定仪在使用前应清洁至内壁不挂水，并置烘箱中烘干。

（2）用电热套加热时应严格控制加热温度。

（3）水分测定管的刻度部分应经校正合格。

2. 灰分测定法

（1）已恒重的坩埚在干燥器内放置时间较长时，会吸收少量水分，称取样品时，不应以坩埚恒重的重量作为空坩埚的重量，应重新称定坩埚的重量。

（2）从高温炉中取出热坩埚放进减压干燥器前，必须将干燥器的活塞打开，待放入后，再把活塞关闭，冷却称量前，再慢慢打开活塞，防止空气进入过猛，冲散灰分。

（3）几个样品同时进行时，坩埚放入高温炉及取出冷却后，在干燥器中放置的时间应相对固定，并依次排列，顺序称量，则较易称得恒重。

五、思考题

1. 与化学药的质量标准相比较，试述中药质量标准的内容与检测项目有何不同？

2. 中药材中有效成分的提取分离方法有哪些？

3. 应用HPLC对中药有效成分进行含量测定时，如何选择色谱条件？

附录

（一）水分测定法（第四法）

第四法又名为甲苯法，适用于含挥发性成分的药品。

1. 仪器装置 如图 3 – 4 所示。A 为 500ml 的短颈圆底烧瓶；B 为水分测定管；C 为直形冷凝管，外管长 40cm。使用前，全部仪器应清洁，并置烘箱中烘干。

2. 测定法 取供试品适量（相当于含水量 1～4ml），精密称定，置 A 瓶中，加甲苯约 200ml，必要时加入干燥、洁净的无釉小瓷片或玻璃珠数粒，将仪器各部分连接，自冷凝管顶端加入甲苯至充满 B 管的狭细部分。将 A 瓶置电热套中或用其他适宜方法缓缓加热，待甲苯开始沸腾时，调节温度，使每秒钟馏出 2 滴。待水分完全馏出，即测定管刻度部分的水量不再增加时，将冷凝管内部先用甲苯冲洗，再用饱蘸甲苯的长刷或其他适宜方法，将管壁上附着的甲苯推下，继续蒸馏 5min，放冷至室温，拆卸装置，如有水黏附在 B 管的管壁上，可用蘸甲苯的铜丝推下，放置使水分与甲苯完全分离（可加亚甲蓝粉末少量，使水染成蓝色，以便分离观察）。检读水量，并计算成供试品的含水量（%）。

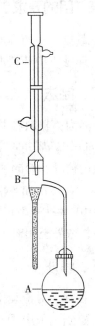

图 3 – 4 甲苯法仪器装置

3. 注意事项

（1）测定用的甲苯须先加少量水充分振摇后放置，将水层分离弃去，经蒸馏后使用。

（2）中药测定用的供试品，一般先破碎成直径不超过 3mm 的颗粒或碎片；直径和长度在 3mm 以下的可不破碎。

（二）总灰分测定法

测定用的供试品须粉碎，使能通过二号筛，混合均匀后，取供试品 2～3g（如须测定酸不溶性灰分，可取供试品 3～5g），置炽灼至恒重的坩埚中，称定重量（准确至 0.01g），缓缓炽热，注意避免燃烧，至完全炭化时，逐渐升高温度至 500～600℃，使完全灰化并至恒重。根据残渣重量，计算供试品中总灰分的含量（%）。

如供试品不易灰化，可将坩埚放冷，加热水或 10% 硝酸铵溶液 2ml，使残渣湿润，然后置水浴上蒸干，残渣照前法炽灼，至坩埚内容物完全灰化。

（齐 艳）

实验二十三　山楂叶提取物的质量分析

一、目的要求

1. 掌握　中药提取物全项检验项目。

2. 熟悉　中药提取物特征图谱检测方法。

二、制法

本品为蔷薇科植物山里红 *Crataegus pinnatifida* Bge. var. *major* N. E. Br. 或山楂 *Crataegus pinnatifida* Bge. 的干燥叶经加工制成的提取物。

取山楂叶，粉碎成粗粉，加 50% 乙醇提取两次（55～60℃），每次 2h，第一次加 10 倍量，第二次加 8 倍量，滤过，合并滤液，回收乙醇至滤液无醇味，用等量水稀释，通过 D101 大孔吸附树脂柱，依次用水及不同浓度的乙醇洗脱，收集相应的洗脱液，回收乙醇，浓缩至相对密度约 1.10（60℃）的清膏，喷雾干燥，即得。

三、原理

1. 性状　对检验样品的外观、气味和是否具有引湿性进行描述。

2. 鉴别　采用 TLC 法，以牡荆素鼠李糖苷为对照，用对照品对照法对山楂叶提取物进行鉴别。

3. 检查　在干燥失重测定方法中，为了防止样品高温发生变化，采用干燥剂干燥法，以硫酸为干燥剂进行干燥，并规定减失重量限度。

4. 特征图谱　采用 HPLC 法，等度洗脱，针对黄酮类成分进行检测，根据多批样品的共有峰和样的特征成分，选择参照物峰、规定特征峰个数和相对于参照物峰的相对保留时间、积分参数。

5. 含量测定　以总有效成分和特定某个有效成分为指标进行含量测定，并规定限度。采用亚硝酸钠 – 硝酸铝 – 氢氧化钠显色，UV 法测定样品中总黄酮含量；采用 HPLC 法测定总黄酮中牡荆素鼠李糖苷含量。

四、检验方法

1. 性状　本品为浅棕色至黄棕色的粉末；气特异，味苦，有引湿性。

2. 鉴别　取本品 5mg，用甲醇 2ml 溶解，滤过，滤液作为供试品溶液。另取牡荆素鼠李糖苷对照品，加甲醇制成每 1ml 含 1mg 的溶液，作为对照品溶液。照薄层色谱法试验，吸取上述两种溶液各 2～3μl，分别点于同一硅胶 GF$_{254}$ 薄层板上，以乙酸乙酯 – 甲醇 – 水（25：5：3）为展开剂，展开，取出，晾干，置紫外光灯（254nm）下检视。供试品色谱中，在与对照品色谱相应的位置上，显相同颜色的荧光斑点。

3. 检查　干燥失重：取本品 1g，精密称定，置干燥至恒重的称量瓶中，在硫酸干燥器中干燥 24h，减失重量不得过 2.0%。

4. 特征图谱 照高效液相色谱法测定。

（1）色谱条件与系统适用性试验 以十八烷基硅烷键合硅胶为填充剂；以四氢呋喃－甲醇－乙腈－乙酸－水（38∶3∶3∶4∶152）为流动相；检测波长为330nm。理论板数按牡荆素鼠李糖苷峰计算应不低于2500。

（2）参照物溶液的制备 取牡荆素鼠李糖苷对照品适量，精密称定，加60%乙醇制成每1ml含100μg的溶液，即得。

（3）供试品溶液的制备 取本品50mg，精密称定，置50ml量瓶中，加60%乙醇溶解并稀释至刻度，即得。

（4）测定法 分别精密吸取参照物溶液与供试品溶液各10μl，注入液相色谱仪，测定，记录色谱图，即得。

供试品特征图谱（图3－5）中应呈现4个特征峰，与参照物峰相应的峰为S峰，计算各特征峰与S峰的相对保留时间，应在规定值的±5%范围之内。相对保留时间规定值为：0.76（峰1）、1.00（峰S）、1.55（峰2）、1.94（峰3）。

积分参数：斜率灵敏度为5，峰宽为0.04，最小峰面积为10，最小峰高为S峰峰高的1%。

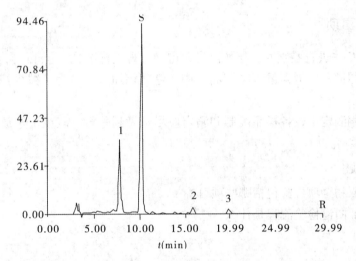

图3－5　对照特征图谱
峰1　牡荆素葡萄糖苷；峰S　牡荆素鼠李糖苷；峰2　牡荆素；峰3　金丝桃苷

5. 含量测定

（1）总黄酮 对照品溶液的制备 取芦丁对照品适量，精密称定，加乙醇制成每1ml含芦丁0.20mg的溶液（必要时超声处理使溶解），即得。

标准曲线的制备 精密量取对照品溶液1ml、2ml、3ml、4ml、5ml、6ml，分别置25ml量瓶中，各加水至6ml，加5%亚硝酸钠溶液1ml，使混匀，放置6min，加10%硝酸铝溶液1ml，摇匀，放置6min，加氢氧化钠试液10ml，再加水至刻度，摇匀，放置15min，以相应的试剂为空白，照紫外－可见分光光度法，以500nm的波长处测定吸光度，以吸光度为纵坐标，浓度为横坐标，绘制标准曲线。

测定法 取本品0.15g，精密称定，置具塞锥形瓶中，精密加入稀乙醇25ml，密塞，摇匀，超声处理5min，放置3h以上，滤过，精密量取续滤液2ml，置25ml量瓶中，用水稀释至刻度，摇匀，作为供试品溶液。精密量取供试品溶液2ml，置25ml量瓶中，照标准曲线的制备项下的方法，自"加水至6ml"起，依法测定吸光度，同时精密量取供试品溶液2ml，置25ml量瓶中，加水至刻度，摇匀，作为空白溶液。从标准曲线上读出供试品溶液中芦丁的量，计算，即得。

本品按干燥品计算，含总黄酮以芦丁（$C_{27}H_{30}O_{16}$）计，不得少于80.0%。

（2）牡荆素鼠李糖苷　照高效液相色谱法测定。

色谱条件与系统适用性试验　同（特征图谱）项下。

对照品溶液的制备　取牡荆素鼠李糖苷对照品适量，精密称定，加60%乙醇制成每1ml含100μg的溶液，即得。

供试品溶液的制备　取本品50mg，精密称定，置50ml量瓶中，加60%乙醇溶解并稀释至刻度，即得。

测定法　分别精密吸取对照品溶液与供试品溶液各10μl注入液相色谱仪，测定，即得。

本品按干燥品计算，含牡荆素鼠李糖苷（$C_{27}H_{30}O_{14}$）不得少于8.8%。

五、注意事项

1. 采用TLC法进行鉴别时，层析缸应预饱和后再进行试验。

2. 在特征图谱和牡荆素鼠李糖苷测定中，流动相加入酸是为了减少拖尾，使色谱峰形得到改善。

3. 在总黄酮测定中，各样品配制和测定应尽量做到平行，减少由于放置时间不同对测定结果的影响。

六、思考题

1. 中药提取物全项检验包括哪些项目？

2. 中药特征图谱检验流程是什么？

（李　倩）

实验二十四　天舒胶囊的质量分析

一、目的要求

1. **掌握**　复方中药胶囊剂全项检验的项目和方法。

2. **熟悉**　中药指纹图谱检测方法。

二、制法

川芎784g和天麻196g，粉碎，混合，用90%乙醇回流提取2次，合并提取液，滤过，滤液回收乙醇并浓缩得清膏；药渣加水煎煮二次，合并煎液，滤过，滤液浓缩至适量，加入糊精适量，混匀，干燥，粉碎后加入上述清膏及糊精适量，制粒，干燥，装入胶囊，制成 1000 粒，即得。

三、原理

1. 性状　对检验样品的外观、气味和是否具有引湿性进行描述。

2. 鉴别　采用 TLC 法，以对照药材和活性成分为对照，对天舒胶囊中川芎和天麻分别进行鉴别。

3. 检查　按照胶囊剂检验项目进行检查，包括水分、装量差异、崩解时限、微生物限度等。

4. 指纹图谱　采用 HPLC 法，梯度洗脱，根据多批样品的共有峰和样品的特征成分，建立了对照指纹图谱并选择了参照物峰。由于 2 号峰峰面积大于其他峰峰面积数倍，因此屏蔽 2 号色谱峰后，计算供试品指纹图谱与对照指纹图谱的相似度，并规定了限度。

5. 含量测定　采用 HPLC 法，分别以川芎中的阿魏酸和天麻中的天麻素为对照品，对天舒胶囊进行含量测定。

四、实验方法

1. 性状　本品为硬胶囊，内容物为棕黄色至棕褐色的颗粒和粉末；具特殊香气，味微苦涩。

2. 鉴别

（1）取本品内容物 1g，研细，加甲醇 25ml，超声处理 20min，滤过，滤液蒸干，残渣加甲醇 2ml 使溶解，作为供试品溶液。另取川芎对照药材 0.5g，同法制成对照药材溶液。照薄层色谱法试验，吸取上述两种溶液各 5μl，分别点于同一硅胶 G 薄层板上，以环己烷 – 乙酸乙酯（9∶1）为展开剂，展开，取出，晾干，置紫外光灯（365nm）下检视。供试品色谱中，在与对照药材色谱相应的位置上，显相同颜色的荧光斑点。

（2）取本品内容物 1g，加水 15ml，超声处理 20min，滤过，滤液用乙醚 25ml 振摇提取，弃去乙醚液，水层用正丁醇 20ml 振摇提取，分取正丁醇液，蒸干，残渣加甲醇 1ml 使溶解，作为供试品溶液。另取天麻对照药材 0.5g，同法制成对照药材溶液。再取天麻素对照品，加甲醇制成每 1ml 含 0.5mg 的溶液，作为对照品溶液。照薄层色谱法试验，吸取上述三种溶液各 2μl，分别点于同一硅胶 G 薄层板上，以三氯甲烷 – 甲醇（3∶1）为展开剂，展开，取出，晾干，喷以 15% 磷钼酸乙醇溶液，在 105℃ 加热至斑点显色清晰。供试品色谱中，在与对照药材色谱相应的位置上，显相同颜色的主斑点；在与对照品色谱相应的位置上，显相同颜色的斑点。

3. 检查　应符合胶囊剂项下有关的各项规定。

4. 指纹图谱　照高效液相色谱法测定。

（1）色谱条件与系统适用性试验　以十八烷基硅烷键合硅胶为填充剂（Phenomenex Luna，柱长为 250mm，柱内径为 4.6mm，粒径为 5μm）；以甲醇为流动相 A，0.1% 磷酸溶液为流动相 B，按表 3 – 3 进行梯度洗脱；流速为 1ml/min；检测波长为 276nm；

柱温为30℃。理论板数按阿魏酸峰计算应不低于6000。

表 3-3 梯度洗脱程序表

时间（min）	流动相 A%	流动相 B%
0~5	15	85
5~55	15→95	85→5
55~60	95	5
60~70	15	85

（2）参照物溶液的制备　取阿魏酸对照品适量，精密称定，加50%甲醇制成每1ml 含20μg 的溶液，即得。

（3）供试品溶液的制备　取本品内容物，混匀，研细，取约1g，精密称定，置具塞锥形瓶中，精密加入50%甲醇25ml，称定重量，超声处理（功率250W，频率40kHz）30min，放冷，再称定重量，用50%甲醇补足减失的重量，摇匀，滤过，取续滤液，即得。

（4）测定法　分别精密吸取参照物溶液与供试品溶液各10μl，注入液相色谱仪，记录60min 色谱图。

按中药色谱指纹图谱相似度评价系统计算，屏蔽2号色谱峰后，供试品指纹图谱与对照指纹图谱的相似度不得低于0.85。对照指纹图谱见图3-6。

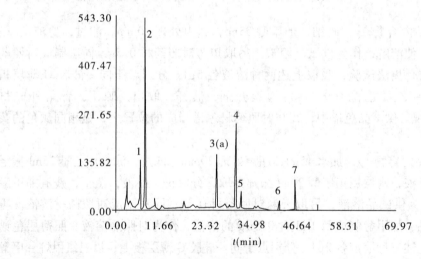

图 3-6　对照指纹图谱
峰3　阿魏酸

5. 含量测定

（1）川芎　照高效液相色谱法测定。

色谱条件与系统适用性试验　以十八烷基硅烷键合硅胶为填充剂；以乙腈-0.1%磷酸溶液（20：80）为流动相；检测波长为322nm。理论板数按阿魏酸峰计算应不低于4000。

对照品溶液的制备　取阿魏酸对照品适量，精密称定，加稀乙醇制成每 1ml 含 20μg 的溶液，即得。

供试品溶液的制备　取装量差异项下的本品内容物，研细，取约 0.5g，精密称定，置具塞锥形瓶中，精密加入稀乙醇 50ml，称定重量，超声处理（功率 250W，频率 40kHz）20min，放冷，再称定重量，用稀乙醇补足减失的重量，摇匀，滤过，取续滤液，即得。

测定法　分别精密吸取对照品溶液与供试品溶液各 10μl，注入液相色谱仪，测定，即得。

本品每粒含川芎以阿魏酸（$C_{10}H_{10}O_4$）计，不得少于 0.37mg。

（2）天麻　照高效液相色谱法测定。

色谱条件与系统适用性试验　以十八烷基硅烷键合硅胶为填充剂；以甲醇 – 0.1% 磷酸溶液（3∶97）为流动相；检测波长为 221nm。理论板数按天麻素峰计算应不低于 4000。

对照品溶液的制备　取天麻素对照品适量，精密称定，加流动相制成每 1ml 含 40μg 的溶液，即得。

供试品溶液的制备　精密吸取川芎〔含量测定〕项下的供试品溶液 10ml，蒸干，残渣加流动相使溶解，并转移至 10ml 量瓶中，加流动相至刻度，摇匀，滤过，取续滤液，即得。

测定法　分别精密吸取对照品溶液与供试品溶液 10μl，注入液相色谱仪，测定，即得。

本品每粒含天麻以天麻素（$C_{13}H_{18}O_7$）计，不得少于 0.80mg。

五、注意事项

1. 采用 TLC 法进行鉴别时，层析缸应预饱和后再进行试验。天麻素用 15% 磷钼酸乙醇显色后呈黄色斑点。

2. 在指纹图谱和含量测定中，流动相加入酸是为了减少拖尾，使色谱峰峰形得到改善。

3. 对于用于鉴别的指纹图谱，若能够提供对照提取物，则优先考虑采用对照提取物作对照，也可以采用标准中给出的对照指纹图谱作对照进行目测比较，比较其色谱峰的峰数、峰位、峰与峰之间的比例等简单易行的方法。本实验采用与对照指纹图谱计算相似度的方法。

六、思考题

1. 中药胶囊剂全检验包括哪些项目？
2. 中药指纹图谱数据处理过程是什么？

（戴　平）

第四部分　设计性实验

实验二十五　非水滴定法测定原料药含量的方法学考察

一、目的要求

1. 掌握　非水滴定法的特点、原理和操作注意事项；非水滴定法的验证内容和要求。

2. 熟悉　非水滴定法溶剂选择的原则和终点指示方法。

二、测定原理

碱性很弱的杂环类、胺类化合物在无水冰醋酸溶剂中，可被冰醋酸调平到溶剂阴离子 Ac^- 的碱强度水平，选用适当的指示剂，即可用高氯酸滴定液直接进行滴定。其反应如下：

滴定溶液：　　　$HClO_4 + HAc \rightleftharpoons H_2Ac^+ + ClO_4^-$

供试品溶液：　　$R-NH_2 + HAc \rightleftharpoons RNH_3^+ + Ac^-$

滴定反应：　　　$Ac^- + H_2Ac^+ \rightleftharpoons 2HAc$

总式：　　　　　$R-NH_2 + HClO_4 \rightleftharpoons RNH_3^+ + ClO_4^-$

生物碱盐（$BH^+ \cdot A^-$）的非水滴定，是一个置换滴定，即用强酸（$HClO_4$）置换出与生物碱结合的较弱的酸（HA），即：

$$BH^+A^- + HClO_4 \rightleftharpoons BH^+ \cdot ClO_4^- + HA$$

滴定终点确定：如用电位法指示终点，要求绘制滴定曲线。如用指示剂法确定终点，应用电位法校准终点颜色，提供指示剂颜色与电位变化情况的对比结果。

三、分析方法验证的内容与要求

药品质量标准的分析方法根据其使用的对象和检验目的都有相应的验证项目。对分析方法评价的目的不仅是要验证采用的方法是否适合于相应的检验要求，同时也是建立新的分析方法的实验研究依据。

容量分析法进行含量测定的验证项目包括：准确度、精密度和耐用性。

1. 准确度　一般以回收率（%）表示。用已知纯度的对照品或供试品（含量 > 99.5%）进行测定。同一浓度，制备 6 份供试品溶液，进行测定；或设计 3 个不同浓度，每个浓度各分别制备 3 份供试品溶液，进行测定。用测定值与理论值的比值计算，或用本法所得结果与已知准确度的另一个方法测定的结果进行比较，应在 99.7% ~ 100.3% 之间。$RSD \leqslant 0.1\%$。

2. 精密度　一般用偏差、标准偏差或相对标准偏差表示，包括重复性、中间精密度和重现性。

（1）**重复性** 在较短时间间隔内，在相同的操作条件下由同一分析人员测定所得结果的精密度。用已知纯度的对照品或供试品（含量 > 99.5%）进行测定。将相当于 100% 浓度水平的供试品溶液用至少测定 6 次的结果进行评价；或设计 3 个不同浓度，每个浓度各分别制备 3 份供试品溶液，进行测定。$RSD\% \leqslant 0.2\%$。

（2）**中间精密度** 在同一实验室，由于实验室内部条件的改变，如不同时间由不同分析人员用不同设备测定所得结果的精密度。为考察随机变动因素对精密度的影响，应进行中间精密度试验。变动因素为不同日期、不同分析人员、不同设备。

（3）**重现性** 在不同实验室由不同分析人员测定结果的精密度。当分析方法将被法定标准采用时，应进行重现性试验。

3. 耐用性 考察测定条件（指示剂用量、溶剂用量、样品溶解后放置不同时间测定等）有微小变动时，测定结果不受影响的承受程度。如测试条件要求苛刻时则应在方法中注明。

四、非水滴定法测定硫酸奎宁的含量

1. 滴定终点确定 取硫酸奎宁约 0.2g，精密称定，加冰醋酸 10ml 溶解后，加醋酐 5ml 与结晶紫指示液 1 ~ 2 滴，用高氯酸滴定液（0.1mol/L）滴定，同时使用电位滴定法记录滴定曲线，通过指示剂颜色与电位变化情况的对比结果，确定终点时的指示剂颜色。

2. 分析方法验证

（1）**准确度** 取硫酸奎宁约 0.16g、0.2g、0.22g 各 3 份，精密称定，照"供试品测定法"项下的方法制备溶液，进行滴定。用测定值与理论值的比值计算回收率。

（2）**精密度** 取硫酸奎宁 6 份，每份约 0.2g，精密称定，照"供试品测定法"项下的方法制备溶液，进行滴定。计算百分含量，6 份测定结果的相对标准偏差（$RSD\%$）即为重复性试验结果。

（3）**耐用性** 考察指示剂用量、溶剂用量等有微小变动时，对测定结果的影响。

（4）**稳定性试验** 取硫酸奎宁 5 份，每份约 0.2g，精密称定，分别加冰醋酸 10ml 溶解后，加醋酐 5ml 与结晶紫指示液 1 ~ 2 滴，放置 0、1、2、3、4h 后照"供试品测定法"项下的方法试验，计算百分含量和相对标准偏差（$RSD\%$）。

3. 样品测定 取本品约 0.2g，精密称定，加冰醋酸 10ml 溶解后，加醋酐 5ml 与结晶紫指示液 1 ~ 2 滴，用高氯酸滴定液（0.1mol/L）滴定至溶液显蓝绿色，滴定结果用空白试验校正。每 1ml 高氯酸滴定液（0.1mol/L）相当于 24.90mg 的（$C_{20}H_{24}N_2O_2$）$_2$ · H_2SO_4。

五、注意事项

1. 注意节省溶剂，用后回收。为了节省溶剂，先做空白，然后将空白液倒入样品中，继续滴定至终点。

2. 所用仪器必须干燥无水。

3. 滴定速度不要太快，因冰醋酸比较黏稠，滴定速度太快黏附在滴定管内壁上部的溶液还未完全流下，到终点时读数易发生误差。

4. 冰醋酸中绝大部分分子是呈氢键缔和的团状二聚合物，故沸点较高（118℃）。冰醋酸沸点虽高，但具挥发性，滴定管上部应取一个干燥小烧杯覆盖，以防止挥发。

5. 冰醋酸具有腐蚀性，应小心，注意安全。

6. 标定滴定液的温度与测定样品时的温度相差10℃时，应校正滴定液的浓度：

$$M_1 = \frac{M_0}{1 + 0.0011(t_1 - t_0)}$$

式中，0.0011为冰醋酸膨胀系数，t_0为标定时的温度，t_1为测定时的温度，M_0为标定时的浓度，M_1为测定时的浓度。

六、思考题

1. 配制高氯酸滴定液（0.1mol/L）1000ml，需加高氯酸（含量为70%，比重为1.75）8.5ml。要除去8.5ml高氯酸中的水分应加比重为1.08，含量为97%的醋酐多少ml？

2. 在硫酸奎宁的测定中，其化学计量关系是怎样确定的？

3. 在非水滴定法中终点如何确定？若用指示剂指示终点，指示剂的种类和变色域如何选择？

附录　电位滴定法

将盛有供试品溶液的烧杯置电磁搅拌器上，浸入电极，搅拌，并自滴定管中分次滴加滴定液；开始时可每次加入较多的量，搅拌，记录电位；至邻近终点前，则应每次加入少量，搅拌，记录电位；至突跃点已过，仍应继续滴加几次滴定液，并记录电位。

滴定终点的确定：终点的确定分为作图法和计算法两种。作图法是以指示电极的电位（E）为纵坐标，以滴定液体积（V）为横坐标，绘制滴定曲线，以滴定曲线的陡然上升或下降部分的中点或曲线的拐点为滴定终点。根据实验得到的 E 值与相应的 V 值，依次计算一级微商 ΔE/ΔV（相邻两次的电位差与相应滴定液体积差之比）和二级微商 $\Delta^2E/\Delta V^2$（相邻 ΔE/ΔV 值间的差与相应滴定液体积差之比）值，将测定值（E，V）和计算值列表。再将计算值 ΔE/ΔV 或 $\Delta^2E/\Delta V^2$ 作为纵坐标，以相应的滴定液体积（V）为横坐标作图，一级微商 ΔE/ΔV 的极值和二级微商 $\Delta^2E/\Delta V^2$ 等于零（曲线过零）时对应的体积即为滴定终点。前者称为一阶导数法，终点时的滴定液体积也可由计算求得，即 ΔE/ΔV 达极值时前、后两个滴定液体积读数的平均值；后者称为二阶导数法，终点时的滴定液体积也可采用曲线过零前、后两点坐标的线性内插法计算，即：

$$V_0 = V + \frac{a}{a+b} \times \Delta V$$

式中，V_0为终点时的滴定液体积；a为曲线过零前的二级微商绝对值；b为曲线过零后的二级微商绝对值；V为a点对应的滴定液体积；ΔV为由a点至b点所滴加的滴定液体积。

由于二阶导数计算法更准确，所以最为常用。

采用自动电位滴定仪可方便地获得滴定数据或滴定曲线。

如系供终点时指示剂色调的选择或核对，可在滴定前加入指示剂，观察终点前至终点后的颜色变化，以确定该品种在滴定终点时的指示剂颜色。

（许华容）

实验二十六　紫外分光光度法测定药物含量的方法学研究

一、目的要求

1. 掌握　紫外分光光度法的验证内容和要求。

2. 熟悉　建立紫外分光光度法测定药物含量的基本思路。

二、方法学考察的内容与要求

药品质量标准的分析方法根据其使用的对象和检验目的不同，需要验证的项目也不同。对分析方法评价的目的不仅是要验证采用的方法是否适合于相应的检验要求，同时也为建立新的分析方法提供实验研究依据。

制剂中有效成分的含量测定方法的验证项目包括：准确度、精密度、专属性、线性、范围、耐用性、检测限和定量限。

1. 准确度　一般以回收率（%）表示。制剂可用含已知量被测物的各组分混合物进行测定。如不能得到制剂的全部组分，可向制剂中加入已知量的被测物进行测定，或与另一个已建立准确度的方法比较结果。

在规定范围内，制备高、中、低3个不同浓度的样品，各测定3次，用9次测定结果进行评价。应报告已知加入量的回收率（%），或测定结果平均值与真实值之差及其可信限，回收率的相对标准差（*RSD*）一般应在2%以内。

2. 精密度　一般用偏差、标准偏差或相对标准偏差表示，包括重复性、中间精密度和重现性。

（1）重复性　在较短时间间隔内，在相同的操作条件下由同一分析人员测定所得结果的精密度。在规定范围内，制备3个不同浓度的样品，各测定3次，用9次测定结果进行评价，或把被测物浓度当作100%，用至少6次测定结果进行评价。

（2）中间精密度　在同一实验室，由于实验室内部条件的改变，例如不同时间由不同分析人员用不同设备测定所得结果的精密度。为考察随机变动因素对精密度的影响，应进行中间精密度试验。变动因素为不同日期、不同分析人员、不同设备。

（3）重现性　在不同实验室由不同分析人员测定结果的精密度。当分析方法将被法定标准采用时，应进行重现性试验。如建立药典分析方法时通过协同检验得出重现性结果。

3. 专属性　对于药物的含量测定，试样中可加入杂质或辅料，考察测定结果是否受干扰，并与未加杂质和辅料的试样比较测定结果。

4. 线性　指在设计范围内，测定结果与试样中被测物质的浓度或量直接成正比关

· 113 ·

系的程度。用同一贮备液经精密稀释，或分别精密称样，制备一系列供试样品的方法进行测定，至少制备 5 份供试样品。以测得的响应信号作为被测物浓度的函数作图，观察是否呈线性，再用最小二乘法进行线性回归。

测定数据要求：应列出回归方程、相关系数和线性图。

5. 范围　指能达到一定精密度、准确度和线性的高低限浓度或量的区间。

原料药和制剂含量测定，范围应为测试浓度的 80% ~ 120%。

6. 耐用性　系指在测定条件有小的变动时，测定结果不受影响的承受程度，为常规检验提供依据。典型的变动因素有：被测溶液的稳定性和样品提取次数、时间等。液相色谱法中典型的变动因素有：流动相的组成和 pH 值、不同厂牌或不同批号的同类色谱柱、柱温、流速等。气相色谱法变动因素有：不同厂牌或批号的色谱柱、固定相、不同类型的担体、柱温，进样口和检测器温度等。经试验，应说明小的变动能否通过设计的系统适用性试验，以确保方法有效。

7. 检测限　系指试样中被测物能被检测出的最低量，常用的方法如下。

（1）直观法　用已知浓度的被测物，试验出能被可靠地检测出的最低浓度或量。

（2）信噪比法　用于能显示基线噪声的分析方法，即把已知低浓度试样测出的信号与空白样品测出的信号进行比较，计算出能被可靠地检测出的被测物质最低浓度或量。一般以信噪比为 3：1 时相应浓度或注入仪器的量确定检测限。

（3）基于响应值标准偏差和标准曲线斜率法　按照公式 $LOD = 3.3\delta/S$ 计算。式中 LOD 为检测限；δ 为响应值的偏差；S 为标准曲线的斜率。

δ 可以通过下列方法测得：①测定空白值的标准偏差；②标准曲线的剩余标准偏差或是截距的标准偏差。

8. 定量限　系指样品中被测物能被定量测定的最低量，其测定结果应具一定准确度和精密度。杂质和降解产物用定量测定方法研究时，应确定定量限。常用的方法如下。

（1）直观法　用已知浓度的被测物，试验出能被可靠地定量测定的最低浓度或量。

（2）信噪比法　用于能显示基线噪声的分析方法，即将已知低浓度试样测出的信号与空白样品测出的信号进行比较，计算出能被可靠地定量的被测物质的最低浓度或量。一般以信噪比为 10：1 时相应浓度或注入仪器的量确定定量限。

（3）基于响应值标准偏差和标准曲线斜率法　按照公式 $LOQ = 10\delta/S$ 计算。式中 LOQ 为定量限；δ 为响应值的偏差；S 为标准曲线的斜率。

δ 可以通过下列方法测得：①测定空白值的标准偏差；②采用标准曲线的剩余标准偏差或是截距的标准偏差。

三、紫外分光光度法测定对乙酰氨基酚片的含量

1. 方法验证

（1）专属性　对乙酰氨基酚片中的附加成分有淀粉、糊精、羟丙甲纤维素、羟丙纤维素、预胶化淀粉、羧甲基淀粉钠、硬脂酸镁。按处方比例取以上附加成分适量置250ml 量瓶中，加 0.4% 氢氧化钠溶液 50ml 及水 50ml，振摇 15min，加水稀释至刻度，摇匀，滤过，精密量取续滤液 5ml，置 100ml 量瓶中，加 0.4% 氢氧化钠溶液 10ml，加

水稀释至刻度，摇匀。照分光光度法，在257nm的波长处测定吸光度。

（2）线性与范围　取对乙酰氨基酚对照品约40mg，精密称定，置250ml量瓶中，加0.4%氢氧化钠溶液50ml溶解后，加水稀释至刻度，摇匀。分别精密量取2、4、6、8、10ml，置100ml量瓶中，加入0.4%氢氧化钠溶液10ml，加水稀释至刻度，摇匀。照分光光度法，在257nm的波长处测定吸光度。将浓度C对吸光度A回归，得线性回归方程。线性范围3.2～16μg/ml。

（3）精密度试验　照"供试品测定法"项下的方法操作，计算片剂含量相当于标示量的百分数（通常用"标示量%"表示），6份测定结果的相对标准偏差（RSD%）即为精密度试验结果。

（4）回收率试验　取已知含量的供试品适量（约相当于对乙酰氨基酚20mg），共9份，置250ml量瓶中，分别加入对乙酰氨基酚对照品12mg、20mg、28mg（每个浓度3份），照"供试品测定法"项下的方法操作，计算回收率。

（5）耐用性　在不同的紫外分光光度计、不同的比色皿、不同时间（或人员）配制的0.4%氢氧化钠溶液、不同温度等微小变化的条件下，测定样品含量。

（6）溶液稳定性考察　取供试品溶液，在室温放置，分别于2、4、6、8h测定吸光度，考察其变化。

2. 样品测定　取本品10片，精密称定，研细，精密称取适量（约相当于对乙酰氨基酚40mg），置250ml量瓶中，加0.4%氢氧化钠溶液50ml与水50ml，振摇15min，用水稀释至刻度，摇匀，滤过，精密量取续滤液5ml，置100ml量瓶中，加0.4%氢氧化钠溶液10ml，加水稀释至刻度，摇匀。照分光光度法，在257nm波长处测定吸光度，按$C_8H_9NO_2$的吸收系数（$E_{1cm}^{1\%}$）为715计算。

四、附录

（一）紫外分光光度法

1. 仪器校正与检定

（1）波长校正　常用汞灯中的较强谱线237.83nm、253.65nm、275.28nm、296.73nm、313.16nm、334.15nm、365.02nm、404.66nm、435.83nm、546.07nm与576.96nm，或用仪器中氘灯的486.02nm与656.10nm谱线进行校正；钬玻璃在波长279.4nm、287.5nm、333.7nm、360.9nm、418.5nm、460.0nm、484.5nm、536.2nm与637.5nm处有尖锐吸收峰，也可作波长校正用，但因来源不同或随着时间的推移会有微小的变化，使用时应注意；近年来常用高氯酸钬溶液校正双光束仪器，以10%高氯酸溶液为溶剂，配制含氧化钬（Ho_2O_3）4%的溶液，该溶液的吸收峰波长为241.13nm、278.10nm、287.18nm、333.44nm、345.47nm、361.31nm、416.28nm、451.30nm、485.29nm、536.64nm和640.52nm。

仪器波长允许误差为：紫外光区±1nm，500nm附近±2nm。

（2）吸光度的准确度检定　用重铬酸钾的硫酸溶液检定。取在120℃干燥至恒重的基准重铬酸钾约60mg，精密称定，用0.005mol/L硫酸溶液溶解并稀释至1000ml，在规定的波长处测定并计算其吸收系数，并与规定的吸收系数比较，应符合表4-1中的规定。

表 4 – 1　重铬酸钾硫酸溶液的吸收系数

波长 nm	235（最小）	257（最大）	313（最小）	350（最大）
吸收系数的规定值	124.5	144.0	48.6	106.6
吸收系数的许可范围	123.0 ~ 126.0	142.8 ~ 146.2	47.0 ~ 50.3	105.5 ~ 108.5

（3）杂散光的检查　按表 4 – 2 的试剂和浓度，配制成水溶液，置 1cm 石英吸收池中，在规定的波长处测定透光率，应符合表中的规定。

表 4 – 2　杂散光检查表

试剂	浓度（%，g/ml）	测定用波长（nm）	透光率（%）
碘化钠	1.00	220	<0.8
亚硝酸钠	5.00	340	<0.8

2. 对溶剂的要求　含有杂原子的有机溶剂通常具有较强的末端吸收，当作溶剂使用时使用范围不能小于截止使用波长。另外，当溶剂不纯时，也可能增加干扰吸收。因此，测定供试品前，应先检查所用的溶剂在供试品所用的波长附近是否符合要求，即将溶剂置 1cm 石英吸收池中，以空气为空白（即空白光路中不置任何物质）测定其吸光度。溶剂和吸收池的吸光度，在 220 ~ 240nm 范围内不得超过 0.40，在 241 ~ 250nm 范围内不得超过 0.20，在 251 ~ 300nm 范围内不得超过 0.10，在 300nm 以上时不得超过 0.05。

3. 测定要求

（1）测定波长核对　以配制供试品溶液的同批溶剂为空白对照，采用 1cm 的石英吸收池，在规定的吸收峰波长 ±2nm 以内测试几个点的吸光度，以核对供试品的吸收峰波长位置是否正确。吸收峰波长应在该品种项下规定的波长 ±2nm 以内，并以吸光度最大的波长作为测定波长。

（2）吸光度读数范围　一般供试品溶液的吸光度读数，应控制在 0.3 ~ 0.7 之间。

（3）仪器的狭缝宽度　狭缝波带宽度应小于供试品吸收带的半高宽度的 1/10，否则测得的吸光度会偏低。狭缝宽度的选择，应以减小狭缝宽度时供试品的吸光度不再增加为准。

（4）空白试验　由于吸收池和溶剂本身可能有空白吸收，因此测定供试品的吸光度后应减去空白读数，或由仪器自动扣除空白读数后再计算含量。

（5）pH 值　当溶液的 pH 值对测定结果有影响时，应将供试品的 pH 值和对照品溶液的 pH 值调成一致。

五、思考题

1. 紫外分光光仪的波长和吸光度如何校正？

2. 定量分析方法验证的内容和要求有哪些？

（孙立新）

实验二十七 高效液相色谱法测定药物含量的方法学研究

一、目的要求

1. 掌握 高效液相色谱法测定药物含量的原理、验证内容和要求。

2. 熟悉 建立高效液相色谱法的基本思路。

二、方法学考察的内容与要求

同实验二十六。

三、高效液相色谱法测定醋酸地塞米松片含量

1. 溶液制备

（1）空白溶液制备 醋酸地塞米松片中附加成分有糖粉、淀粉、预胶化淀粉、粉晶纤维素、硬脂酸镁、羧甲基淀粉钠、10%淀粉浆。按处方比例取以上附加成分适量，置50ml量瓶中，加流动相适量，超声处理30min，并用流动相稀释至刻度，摇匀，滤过，弃去初滤液，续滤液过0.45μm滤膜，作为空白溶液。

（2）对照品储备液制备 取醋酸地塞米松对照品约10mg，精密称定，置50ml量瓶中，加流动相溶解并稀释至刻度，摇匀，作为对照品储备液。

（3）对照品溶液制备 精密量取对照品储备液2.5ml，置10ml量瓶中，加流动相稀释至刻度，摇匀，作为对照品溶液。

（4）供试品溶液制备 取醋酸地塞米松片20片，精密称定，研细，精密称取适量（约相当于醋酸地塞米松2.5mg），置50ml量瓶中，加流动相适量，超声使醋酸地塞米松溶解，并用流动相稀释至刻度，摇匀，滤过，取续滤液，作为供试品溶液。

2. 色谱条件与系统适用性试验 用十八烷基硅烷键合硅胶为填充剂；以甲醇－水（70∶30）为流动相；检测波长为240nm，进样量20μl。理论板数按醋酸地塞米松峰计算不得低于4000，醋酸地塞米松峰与相邻杂质峰的分离度应符合要求。

3. 方法学验证

（1）专属性 取空白溶液、对照品溶液和供试品溶液分别注入液相色谱仪，记录色谱图。

（2）线性与范围 分别精密量取该对照品储备液1.0ml、2.0ml、3.0ml、4.0ml、5.0ml置10ml量瓶中，用流动相稀释至刻度，摇匀，过0.45μm滤膜，分别进样，记录色谱图。以峰面积（Y）对进样浓度（X）绘制标准曲线，得回归方程。醋酸地塞米松在20~100μg/ml的范围内，峰面积与浓度之间应呈良好的线性关系。

（3）仪器精密度试验 取醋酸地塞米松对照品溶液注入液相色谱仪，重复进样5次，按上述色谱条件及方法测定色谱峰面积，计算 *RSD*（%）。

（4）重复性试验 取同一批样品，按"供试品溶液制备"项下的方法制备5份，按"样品测定"项下方法测定，计算其含量测定结果的 *RSD*（%）。

（5）回收率试验 精密称取已知含量的醋酸地塞米松片（约相当于醋酸地塞米松 1.2mg），共9份，置50ml量瓶中，加流动相适量，再分别加入地塞米松对照品储备液 4.0ml、6.5ml、9.0ml（分别相当于醋酸地塞米松 0.8mg、1.3mg、1.8mg），每个浓度 3份，照"供试品测定法"项下的方法操作，计算回收率。

（6）耐用性 在不同厂牌或不同批号的同类色谱柱、不同流动相的配比和 pH、柱温、流速等微小变化的条件下，经试验能通过系统适用性试验。

（7）稳定性试验 取"精密度试验"项下溶液在 0、1、2、4、8、12h 分别进样 20μl，计算醋酸地塞米松峰面积的 RSD（%），考察测定溶液的稳定性。

3. 样品测定 取对照品溶液和供试品溶液分别注入液相色谱仪，记录色谱图，按外标法以峰面积计算出供试品中醋酸地塞米松的含量。

四、注意事项

1. 应严格按仪器操作规程测试。
2. 流动相、对照品溶液和供试品溶液均用 0.45μm 滤膜滤过后方可注入色谱仪。

五、思考题

1. 外标法测定药物含量时应注意什么？与内标法相比有哪些优缺点？
2. 回收率试验的方法有哪些？实验中采用的是哪种方法？

（孙立新）

实验二十八 荧光猝灭法测定药物与血浆蛋白质结合性质

一、实验目的

1. 掌握 采用荧光猝灭法测定药物与血清白蛋白结合常数的方法。
2. 熟悉 荧光分光光度计的操作方法。

二、实验原理

药物从给药部位吸收进入血液后，绝大多数药物会以一定的比率与血浆蛋白质结合，因此药物进入循环系统后，会有游离型和结合型两种形式存在。药物与血浆蛋白质结合形成的结合型药物因体积增大而不易通过血管壁，会暂时失去药理活性以及暂时"储存"在血液中。因此结合型药物发挥着类似药库的作用，会影响药效作用以及作用持续时间的长短。一般情况下，与血浆蛋白质结合率高的药物在体内的消除慢，药效作用持续的时间长。只有未被血浆蛋白质结合的游离型药物才具有药物活性，游离型药物能穿过生物膜，进入到相应的病变组织或靶器官，产生药效作用或进行代谢与排泄。因此，了解药物与血浆蛋白质的结合规律可以帮助我们了解药物在生物体内的分布、转运、药效、药代动力学以及毒副作用等方面的信息。

人血清白蛋白（human serum albumin，HSA）是血浆中最丰富的蛋白质，含量大约占人血中蛋白质的 60%。HSA 由于其分子量较小且在血浆中含量最高，所以在血浆中的分子数量最多，因此在维持血液正常的渗透压中发挥主要作用，能提供 75% ~ 80% 的血浆总胶体渗透压。在血液中 HSA 能与大部分外源性和内源性物质如游离脂肪酸、胆红素、类固醇激素、氨基酸、金属离子和药物等结合形成复合物，发挥贮藏、运输和分配的作用。研究发现，超过 90% 的药物在体内与 HSA 发生结合作用。由于 HSA 已经被研究明确的基本结构以及在转运各种内源和外源化合物功能中发挥主要作用，它通常被作为血浆蛋白质的模型研究各种药物分子与血浆蛋白质的结合性质。

HSA 因分子中含有色氨酸（tryptophan，Trp）、酪氨酸（tyrosine，Tyr）以及苯丙氨酸（phenylalanine，Phe）这三种芳香族氨基酸残基而具有内源性荧光。在研究药物与 HSA 相互作用时，常采用 280nm 为激发波长，在此实验条件下 Phe 残基的荧光不能被激发，因此 HSA 的内源荧光主要来源于 Trp 和 Tyr 残基。药物分子与 HSA 相互作用时，绝大多数药物会以一定的比率与血浆蛋白质结合而能够猝灭 HSA 的内源性荧光，因此荧光猝灭技术最为常用。

药物与 HSA 相互作用的结合常数（K_a）可以由校正的 Stern – Volmer 方程计算得到，以 $F_0/(F_0 - F)$ 为纵坐标，$1/C_Q$ 为横坐标，绘制药物与 HSA 相互作用的校正 Stern – Volmer 曲线，由相应曲线的斜率和截距计算得到的 K_a 值。

$$\frac{F_0}{F_0 - F} = \frac{1}{f_a K_a C_Q} + \frac{1}{f_a}$$

三、实验内容及步骤

1. 溶液配制

（1）NaCl – Tris – HCl 缓冲溶液（pH 7.4）的配制　分别准确称取 Tris 6.06g 和 NaCl 2.93g，加水溶解并稀释到 500ml；准确量取 HCl 4.17ml，加水溶解并稀释到 500ml。取上述 HCl 溶液 420ml 和 NaCl – Tris 溶液 500ml 混合并加水稀释到 1000ml，配制成 0.05mol/L 的 NaCl – Tris – HCl 缓冲溶液（pH 7.4）。

（2）HSA 溶液的配制　准确称取 0.0665g 的 HSA，用 0.05mol/L 的 NaCl – Tris – HCl 缓冲溶液（pH 7.4）溶解后，并稀释至 100ml，制得 1.0×10^{-5} mol/L 的 HSA 溶液。

（3）药物溶液的配制　准确称取硝苯地平 0.0870g，用 95% 乙醇溶解后，稀释至 100ml，制得 2.51×10^{-3} mol/L 的药物溶液。

2. 荧光猝灭光谱的测定

（1）仪器参数设置　荧光发射光谱测定条件：激发波长设定为 280nm，激发与发射狭缝宽度均设定为 5.0nm，扫描范围设定为 290 ~ 490nm，扫描速度设定为 1200nm/min。

（2）荧光猝灭光谱测定　在 1cm 的荧光比色皿中，准确加入 1.0×10^{-5} mol/L 的 HSA 溶液 2.5ml，测定荧光发射光谱后，用微量进样器逐次加入 2.51×10^{-3} mol/L 的药物溶液 10μl，每次加入溶液后搅拌 30s，静置 2min，测定荧光发射光谱。记录最大发射波长处荧光强度。

（3）数据处理　以 $F_0/(F_0-F)$ 为纵坐标，$1/C_Q$ 为横坐标，绘制药物与 HSA 相互作用的校正 Stern – Volmer 曲线，由相应曲线的斜率和截距计算得到的 K_a 值。

四、思考题

1. 可用于测定药物与血浆蛋白质结合常数的方法有哪些？
2. 荧光猝灭法用于测定药物与血浆蛋白质结合常数有哪些优点和局限性？

（王　新）

第五部分 开放性实验

实验二十九 β肾上腺素受体阻滞剂的质量标准制订

一、目的要求

1. 掌握 药品质量标准制订的基本原则和方法。

2. 熟悉 根据药物化学合成实验中得到的药物结构及其理化性质，建立 2~3 个不同类别的鉴别方法，并对鉴别方法进行验证；根据所选合成路线确定特殊杂质（有关物质），建立杂质检查方法，确定杂质限量，并对分析方法进行验证；根据药物结构及其理化性质，建立一种首选的含量测定方法，并对该方法进行验证。

二、β肾上腺素受体阻滞剂药物简介

β肾上腺素受体阻滞剂是 20 世纪 60 年代发展起来的一类治疗心血管疾病的药物。临床上主要用于治疗心率失常、心绞痛、高血压、心肌梗死等心血管疾病，也用于治疗甲状腺功能亢进、肥厚型心肌病、哮喘和糖尿病等，应用较广泛。

β受体阻滞剂绝大多数具有 β 受体激动剂异丙肾上腺素分子的基本骨架。按其化学结构分为苯乙醇胺类和芳氧醇胺类。常用的有非选择性 β 受体阻滞剂盐酸普萘洛尔、马来酸噻吗洛尔等；选择性 β 受体阻滞剂阿替洛尔、美托洛尔、倍他洛尔等。

学生在药物化学实验中可能得到的药物结构如下：

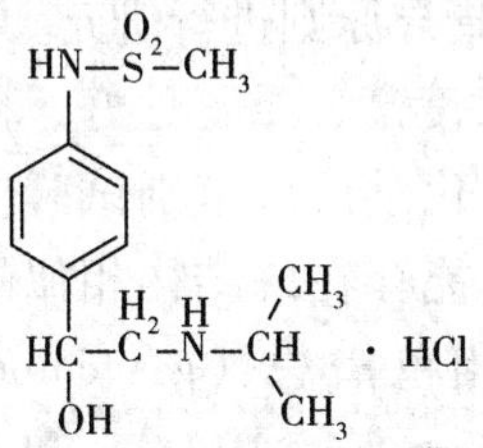

盐酸索他洛尔

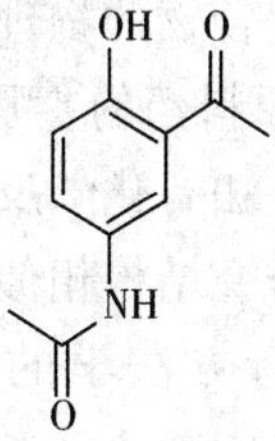

醋丁洛尔

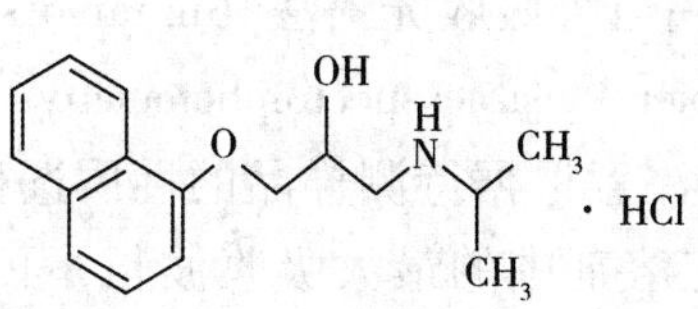

盐酸普萘洛尔

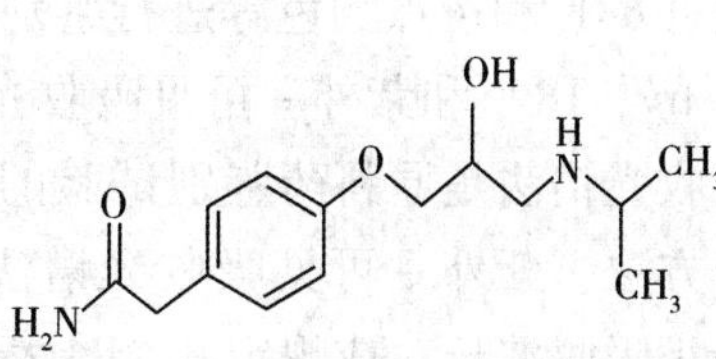

阿替洛尔

三、查阅文献和试验方案设计

根据化学结构与理化性质的关系及药物的合成工艺，并参考有关新药研究的《化学药物质量标准建立的规范化过程技术指导原则》与《化学药物质量控制分析方法验证技术指导原则》，查阅国内外相关文献，提出药物质量标准建立的思路与可行性方案，并提出质量研究的项目及其方法，经学生和指导教师探讨后，确定实施方案，提出试药使用计划，独立完成实验内容，写出实验报告。

四、实验内容

设计原料药质量标准的一般研究项目包括性状、鉴别、检查和含量测定等实验内容及方法，初步确定 β 肾上腺素受体阻滞剂的质量标准。

1. 性状

（1）外观与臭味　外观、色泽、臭、味、结晶性、引湿性等为药物的一般性状，应予以考察，并应注意在贮藏期内是否发生变化，如有变化，应如实描述，如遇光变色、易吸湿、风化、挥发等情况。

（2）溶解度　根据本类药物的理化性质，考察药物在水和常用溶剂中的溶解度。

（3）熔点或熔距　是已知结构化学原料药的一个重要的物理常数，熔点或熔距数据是鉴别和检查该原料药的纯度指标之一。常温下呈固体状态的原料药应考察其熔点或受热后的熔融、分解、软化等情况。结晶性原料药一般应有明确的熔点，对熔点难以判断或熔融同时分解的品种应同时采用热分析方法进行比较研究。确定本类药物的熔点。

（4）旋光度或比旋度　是反映具光学活性化合物固有特性及其纯度的指标。对本类药物，应采用不同的溶剂考察其旋光性质，并确定比旋度。

（5）吸收系数　化合物对紫外 - 可见光的选择性吸收及其在最大吸收波长处的吸收系数，是该化合物的物理常数之一，应根据新药研究指导原则进行研究。

2. 鉴别　原料药的鉴别试验要采用专属性强、灵敏度高、重复性好、操作简便的方法，常用的方法有化学反应法、色谱法和光谱法等。化学反应鉴别试验应明确反应原理，特别在研究结构相似的系列药物时，应注意与可能存在的结构相似的化合物的区别，并要进行方法学的验证。色谱法主要包括气相色谱法（gas chromatography，GC）、高效液相色谱法（high performance liquid chromatography，HPLC）和薄层色谱法（thin layer chromatography，TLC）等。可采用 GC 法和 HPLC 法的保留时间、TLC 法的比移值（R_f）和斑点颜色等进行鉴别。光谱法主要有红外吸收光谱法（infrared spectro-photometry，IR）和紫外 - 可见吸收光谱法（ultraviolet - visible spectrophotometry，UV）。红外吸收光谱法是原料药鉴别试验的重要方法，应注意根据待测样品的性质选择适当的制样方法。紫外 - 可见吸收光谱法应规定在指定溶剂中的最大吸收波长，必要时，规定最小吸收波长；或规定几个最大吸收波长处的吸光度比值或特定波长处的吸光度，以提高鉴别的专属性。光学异构体药物的鉴别应具有专属性。对一些特殊品种，如果用以上三类方法尚不能鉴别时，可采用其他方法，如用粉末 X 射线衍射方法鉴别矿物药和不同晶型等。确定 2~3 个鉴别方法。

3. 检查　原料药检查项目通常应考虑安全性、有效性和纯度三个方面的内容。药物按既定的工艺生产和正常贮藏过程中可能产生需要控制的杂质，包括工艺杂质、降解产物、异构体和残留溶剂等。原料药通常采用粗产品、起始原料、中间体和破坏试验降解产物对杂质的检查方法进行优化，确定适宜的试验条件。

色谱法是杂质检查的首选方法。薄层色谱法设备简单、操作简便。气相色谱法可用于检查挥发性的杂质，不挥发的物质需采用衍生化试剂制备成挥发性的衍生物后进行测定。高效液相色谱法可用于多数药物杂质的检查，具有灵敏度高、专属性好的特点。毛细管电泳法分离性能好、操作时间短，也可采用。

（1）一般杂质　包括氯化物、硫酸盐、重金属、砷盐、炽灼残渣等。对一般杂质，试制产品在检验时应根据各项试验的反应灵敏度配制不同浓度系列的对照液，考察多批数据，确定所含杂质的范围。

（2）特殊杂质（有关物质）　有关物质主要是在生产过程中带入的起始原料、中间体、聚合体、副反应产物以及贮藏过程中的降解产物等。有关物质研究是药物质量研究中关键性的项目之一，其含量是反映药物纯度的直接指标。对药物的纯度要求应基于安全性和生产实际情况两方面的考虑，因此，允许含一定量无害或低毒的共存物，但对有毒杂质则应严格控制。

强制降解试验（也称为破坏性试验）对于未知杂质的分离度考察是非常必要的，其目的主要是提供关于杂质（特别是降解物）与主成分的分离情况、样品稳定性、降解途径等重要信息。典型的强制降解主要包括高温、水解、氧化和光降解。一般情况下样品降解量应在 5%~20% 之间，要达到这种破坏程度，需要在研究过程中进行摸索，先通过初步试验了解样品对光、热、湿、酸、碱、氧化条件的基本稳定情况，然后进一步调整破坏性试验条件（如光照强度、酸碱浓度、破坏的时间、温度等），以得到能充分反映降解产物与主成分分离的结果和图谱。另外，通过比较试验前后主峰面积的变化，还可粗略估算降解物对主成分的相对响应因子，了解样品在各种条件下的稳定性，为包装及贮藏条件的选择等提供信息。

（3）残留溶剂　由于某些有机溶剂具有致癌、致突变、有害健康以及危害环境等特性，且残留溶剂亦在一定程度上反映精制等后处理工艺的可行性，故应对生产工艺中使用的有机溶剂在药物中的残留量进行研究。具体内容可参阅《中国药典》（2020版，四部）中"残留溶剂测定法"相关要求。

（4）干燥失重和水分　此二项为原料药常规的检查项目。含结晶水的药物通常应测定水分，再结合其他试验研究确定所含结晶水的数目。质量研究中一般应同时进行干燥失重检查和水分测定，并将二者的测定结果进行比较。

4. 含量测定　化学原料药的含量测定是评价产品质量的主要指标之一，应选择适当的方法对原料药的含量进行研究。

原料药含量测定一般首选容量分析法。因紫外分光光度法的专属性低，准确性又不及容量法，一般不用于原料药的含量测定；若确需采用紫外分光光度法测定含量时，可用对照品同时测定进行比较计算，以减少不同仪器的测定误差。气相色谱法一般用于具有一定挥发性的原料药的含量测定。高效液相色谱法与气相色谱法一样具有良好的分离效果，主要用于多组分抗生素、甾体激素类和用其他测定方法受杂质干扰的原料药的含量测定。根据本类药物的理化性质，结合实验结果，确定最佳含量测定方法。

五、思考题

1. 药物鉴别方法的选择原则是什么？如何建立并验证药物鉴别方法？
2. 建立药物检查方法的要求是什么？如何建立并确证药物检查方法？
3. 药物含量测定方法选择原则是什么？如何建立并确证药物含量测定方法？

附录　马来酸噻吗洛尔质量标准

马来酸噻吗洛尔

Malaisuan Saimaluo′er

Timolol Maleate

$$C_{13}H_{24}N_4O_3S \cdot C_4H_4O_4 \qquad 432.49$$

本品为(-)-1-(叔丁氨基)-3-[(4-吗啉基-1,2,5-噻二唑-3-基)氧]-2-丙醇马来酸盐。按干燥品计算，含 $C_{13}H_{24}N_4O_3S \cdot C_4H_4O_4$ 不得少于99.0%。

【性状】 本品为白色结晶件粉末；无臭，味苦。

本品在水或甲醇中溶解，在乙腈中略溶，在三氯甲烷中微溶，在环己烷或乙醚中几乎不溶。

熔点 本品的熔点（附录ⅥC）为199~203℃，熔融同时分解。

比旋度 取本品，精密称定，加1mol/L盐酸溶液溶解并定量稀释制成每1ml中约含0.1g的溶液，依法测定（附录ⅥE），比旋度为-5.7°至-6.2°。

吸收系数 取本品，精密称定，加盐酸溶液（9→1000）溶解并定量稀释制成每1ml中约含20μg的溶液，照紫外-可见分光光度法（附录ⅥA），在295nm的波长处测定吸光度，吸收系数（$E_{1cm}^{1\%}$）为199~211。

【鉴别】（1）取本品约5mg，加水1ml溶解，加高锰酸钾试液3滴，紫色立即消失，加热，即生成红棕色沉淀。

（2）取本品约为10mg，加水1ml溶解，加硫酸铜试液1滴、氨试液1ml与二硫化碳-苯（1∶3）2滴，振摇，苯层显棕黄色至棕色。

（3）本品的红外光吸收图谱应与对照的图谱（光谱集33图）一致．

【检查】酸度 取本品0.50g，加水25ml使溶解后，依法测定（通则0631），pH值应为3.8~4.3。

有关物质 薄层色谱法（通则0502）

供试品溶液 取本品，加甲醇制成每1ml中含25mg的溶液。

色谱条件 采用硅胶G薄层板，以二氯甲烷－甲醇－浓氨溶液（80∶14∶1）为展开剂。

测定法 吸取供试品溶液5μl，点于薄层板上，展开，晾干，置饱和的碘蒸气中显色。

限度 除主斑点外，不得显其他斑点。

干燥失重 取本品，在105℃干燥至恒重，减失重量不得过0.5%（通则0831）。

炽灼残渣 取本品1.0g依法检查（通则0841），遗留残渣不得过0.1%。

重金属 取炽灼残渣项下遗留的残渣，依法检查（通则0821第二法），含重金属不得过百万分之二十。

【含量测定】 取本品0.3g，精密称定，加冰醋酸10ml溶解后，加醋酐10ml与结晶紫指示液1滴，用高氯酸滴定液（0.1mol/L）滴定至溶液显蓝色，并将滴定的结果用空白试验校正。每1ml高氯酸滴定液（0.1mol/L）相当于43.25mg的$C_{13}H_{24}N_4O_3S \cdot C_4H_4O_4$。

（孙立新）

第六部分　体内药物分析

实验三十　高效液相色谱法测定人血浆中阿司匹林
代谢物水杨酸的浓度

一、目的要求

1. 掌握　阿司匹林及其代谢物血浆浓度的测定方法。

2. 熟悉　阿司匹林生物样品低温下的前处理方法。

二、阿司匹林与内标物的理化性质及有关药动学参数

1. 阿司匹林的理化性质及有关药动学参数　阿司匹林的化学名为 2 - (乙酰氧基) 苯甲酸，易溶于乙醇，在三氯甲烷或乙醚中溶解，微溶于水；在稀氢氧化钠溶液或碳酸钠溶液中溶解，但同时分解。

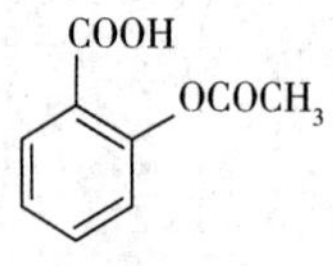

阿司匹林 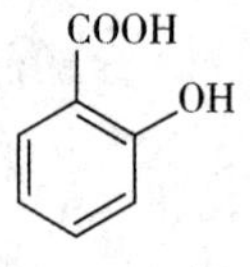　　　　　　　　　　　　　　　　　　水杨酸

口服阿司匹林后，小部分在胃吸收，大部分在小肠吸收。0.5 ~ 2h 血药浓度达峰值。在吸收过程中与吸收后，迅速被胃黏膜、血浆、红细胞及肝中的酯酶水解为水杨酸。因此，乙酰水杨酸血浆浓度低，血浆 $t_{1/2}$ 短（约 15min）。水解后以水杨酸盐的形式迅速分布至全身组织。水杨酸与血浆蛋白结合率高，可达 80% ~ 90%。水杨酸经肝药酶代谢，大部分代谢物与甘氨酸结合，少部分与葡萄糖醛酸结合后，自肾排泄。肝对水杨酸的代谢能力有限。口服小剂量乙酰水杨酸（1g 以下）时，水解生成的水杨酸量较少，其代谢按一级动力学进行，水杨酸血浆 $t_{1/2}$ 为 2 ~ 3h。

2. 苯甲酸的理化性质　内标为苯甲酸，微溶于水，易溶于乙醇、乙醚等有机溶剂。在氢氧化钠试液中易溶。

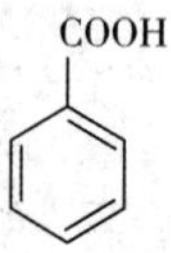

苯甲酸

三、原理

阿司匹林结构中有乙酰化的酚羟基，在水、甲醇和血浆中能水解为水杨酸，37℃时在血浆中的半衰期为1h；在水中的分解速率取决于水溶液的pH值，pH值为2~3时稳定性最好。阿司匹林在人体内迅速分解为代谢产物水杨酸，在血浆样品中阿司匹林与水杨酸共存，但阿司匹林浓度较低。

四、测定法

1. 给药方案与样本采集　健康受试者，隔夜，禁食10h后，于清晨空腹口服阿司匹林肠溶片1片（相当于阿司匹林150mg）后，分别于服药前和服药后3、4、5、6、8、10、12、14、16、18、24、36h抽取静脉血5ml，置含有肝素的离心管中，混匀，离心（3500r/min）10min，分离血浆，置-20℃冰箱中保存，待测。

2. 溶液配制

（1）水杨酸系列标准溶液的配制　取水杨酸对照品约100mg，精密称定，置100ml量瓶中，用乙腈溶解并稀释至刻度，摇匀，作为水杨酸对照品储备液（1.0mg/ml），4℃保存，备用。精密量取水杨酸对照品储备液适量，用乙腈稀释制成浓度分别为5.0、10.0、20.0、50.0、100.0、200.0和500.0μg/ml的水杨酸系列标准溶液。

（2）定量下限和质控溶液的配制　取水杨酸对照品约50mg，精密称定，置50ml量瓶中，用乙腈溶解并稀释至刻度，摇匀，作为水杨酸质控样品储备液（1.0mg/ml），4℃保存，备用。

精密量取水杨酸质控样品储备液适量，用乙腈稀释制成浓度为5.0μg/ml的水杨酸定量下限溶液。

精密量取水杨酸质控样品储备液适量，用乙腈稀释制成浓度分别为12.0、70.0、400.0μg/ml的水杨酸质控溶液。

3. 内标溶液的配制　取苯甲酸对照品约10mg，精密称定，置100ml量瓶中，用乙腈溶解并稀释至刻度，摇匀，作为内标溶液（100.0μg/ml），4℃保存，备用。

2. 血浆样品处理　取血浆样品200μl，置离心管中，加入乙腈20μl，内标溶液10μl，加0.5mol/L盐酸100μl和乙腈400μl，涡旋1min，4℃离心（12000r/min）5min，分取上清液转移至离心管中，4℃离心（12000r/min）5min，取上清液20μl进样。

3. 色谱条件与系统适用性试验　用十八烷基硅烷键合硅胶为填充剂；流动相为乙腈-0.5%磷酸（30：70）；流速为1ml/min；检测波长为237nm。取空白血浆样品和校正标样（5.0μg/ml）分别测定，水杨酸与苯甲酸及相邻色谱峰的分离度应符合定量分析要求，理论板数按水杨酸峰计应不低于3000；空白血浆样品色谱图中，在水杨酸与苯甲酸色谱峰的保留时间处应没有干扰峰。

4. 分析方法验证

（1）选择性　分别取6名受试者的空白血浆200μl，除以乙腈替代内标溶液外，其余按"血浆样品处理"项下方法操作，记录色谱图；取空白血浆200μl，除以一定浓度的水杨酸标准溶液替代乙腈外，其余按"血浆样品处理"项下方法操作，记录色谱图。

取受试者口服给药后的血浆样品，按"血浆样品处理"项下方法操作，记录色谱图。空白血浆中的内源性物质和其他代谢产物应不干扰血浆中水杨酸和内标的测定。当干扰组分的响应低于分析物定量下限响应的20%，并低于内标响应的5%时，通常即可以接受。

（2）残留　通过在注射高浓度样品或校正标样后，注射空白样品来估计残留。高浓度样品之后在空白样品中的残留应不超过定量下限的20%，并且不超过内标的5%。

（3）标准曲线　分别取空白血浆200μl，置离心管中，各加入5.0、10.0、20.0、50.0、100.0、200.0和500.0μg/ml水杨酸标准系列溶液20μl，按"血浆样品处理"项下，自"内标溶液10μl"起同法操作，制成相当于水杨酸血浆浓度为0.50、1.0、2.0、5.0、10.0、20.0和50.0μg/ml的各浓度校正标样，记录色谱图，以水杨酸血浆药物浓度为横坐标，水杨酸与内标物的峰面积比值为纵坐标，用加权（$W = 1/x^2$）最小二乘法进行回归运算，求得的回归方程即为标准曲线。在方法验证中，至少应该评价3条标准曲线。根据标准曲线，测定水杨酸血药浓度的线性浓度范围为0.50～50.0μg/ml。

（4）准确度和精密度　分别取空白血浆200μl，置离心管中，各加入5.0μg/ml水杨酸定量下限溶液和12.0、70.0、400.0μg/ml水杨酸质控溶液，按"血浆样品处理"项下，自"内标溶液10μl"起同法操作，制成定量下限和低、中、高浓度质控样品（水杨酸血浆浓度分别0.5、1.2、7.0和40.0μg/ml）。用随行标准曲线计算，样品中水杨酸实测浓度的准确度与精密度应符合要求。

对于验证批内准确度和精密度，至少需要一个分析批的4个浓度，即定量下限以及低、中、高浓度质控样品，每个浓度至少5个样品。对于质控样品，批内准确度一般应在质控样品标示值的±15%之内，批内精密度的变异系数不超过15%。定量下限的批内准确度应在标示值的±20%范围内，批内精密度的变异系数不超过20%。

对于验证批间准确度和精密度，至少需要3个分析批（至少2天）的定量下限以及低、中、高浓度质控样品，每个浓度至少5个样品。对于质控样品，批间准确度一般应在质控样品标示值的±15%之内，批间精密度的变异系数不超过15%。定量下限的批间准确度应在标示值的±20%范围内，批间精密度的变异系数不超过20%。

（5）稀释可靠性　通过向基质中加入分析物至高于定量上限浓度，并用空白基质稀释该样品（每个稀释因子至少5个测定值），来证明稀释的可靠性。准确度和精密度应在±15%之内，稀释的可靠性应该覆盖试验样品所用的稀释倍数。

（6）稳定性　应进行下列稳定性考察。①分析物和内标的储备液和工作溶液的稳定性。②从冰箱储存条件到室温或样品处理温度，基质中分析物的冷冻和融化稳定性。③基质中分析物在冰箱储存的长期稳定性。此外，如果适用，也应该进行下列考察。④处理过的样品在室温下或在试验过程储存条件下的稳定性。⑤处理过的样品在自动进样器温度下的稳定性。

5. 水杨酸血药浓度测定　取含药血浆样品供试液20μl，注入液相色谱仪，记录色谱图，按内标法，用标准曲线计算即得。同时分析低、中、高浓度的质控样品，并穿插于受试者血浆样品测定中。根据当日标准曲线求算受试者血浆样品浓度和质控样品浓度。

质控样品的准确度值应该在标示值的 ±15% 范围内。至少 67% 质控样品，且每一浓度水平至少 50% 样品应符合这一标准。在不满足这些标准的情况下，应该拒绝该分析批，相应的试验样品应该重新提取和分析。

四、注意事项

1. 高速离心要充分，处理好的样品不要放置过长时间，避免沉淀重新析出。进样前，一定要检查上清液是否透明，如出现浑浊要再次高速离心。

2. 为防止阿司匹林水解，整个实验过程中要采用低温操作。

五、思考题

1. 血浆样品处理过程中加 0.5mol/L 盐酸 100μl 的目的是什么？

2. 准确度和精密度试验的目的是什么？

3. 本试验的前处理方法的原理是什么？

（许华容）

实验三十一　高效液相色谱法测定人血浆中对乙酰氨基酚的药动学参数

一、目的要求

1. 掌握　高效液相色谱法测定血浆中药物浓度的分析方法；生物样品分析方法的建立和验证。

2. 熟悉　沉淀蛋白质样品预处理方法的基本操作；药动学研究的基本思路。

二、对乙酰氨基酚和内标茶碱的理化性质及有关药动学参数

1. 对乙酰氨基酚的理化性质及有关药动学参数　对乙酰氨基酚在热水和乙醇中易溶，在丙酮中溶解，在水中略溶。

对乙酰氨基酚

对乙酰氨基酚有解热镇痛作用。自胃肠道吸收迅速，口服（治疗量）后 30 ~ 120min 血浆浓度达最高峰，体内半衰期为 3h 左右。血浆蛋白结合率为 25% ~ 50%。90% 药物在肝脏内与葡萄糖醛酸和硫酸物结合，自尿中排出；仅 2% ~ 4% 经肝内细胞色素 P-450 混合功能氧化酶系统代谢，成为有毒的中间代谢产物而与谷胱甘肽结合。后者消耗殆尽后，未结合的代谢物与肝细胞蛋白质结合，而导致肝细胞坏死。成人一次口服 7.5g 即可产生肝毒性作用。

2. 茶碱的理化性质　内标为茶碱，化学名为 1,3 – 二甲基 – 3,7 – 二氢 – 1H – 嘌呤 – 2,6 – 二酮。常温下溶于水、乙醇、三氯甲烷、氢氧化钠碱液、氨水、稀盐酸和稀硝酸中，微溶于乙醚。

茶碱

三、原理

生物样品一般来自全血、血清、血浆、尿液或其他组织，具有取样量少、药物浓度低、干扰物质多以及个体的差异大等特点，因此必须根据待测物的结构、生物介质和预期的浓度范围，建立适宜的生物样品定量分析方法，并对方法进行验证。

（一）常用分析方法

目前常用的几种分析方法有：①色谱法，如气相色谱法（GC）、高效液相色谱法（HPLC）、色谱 – 质谱联用法（LC – MS、LC – MS/MS、GC – MS、GC – MS/MS）等，可用于大多数药物的检测；②免疫学方法，如放射免疫分析法、酶免疫分析法、荧光免疫分析法等，多用于蛋白质多肽类物质检测；③微生物学方法，可用于抗生素药物的测定。生物样本分析方法的选择宜尽量选择可行的灵敏度高的方法。

（二）分析方法验证

建立可靠的和可重现的定量分析方法是进行生物样品定量分析研究的关键之一。为了保证分析方法可靠，必须进行充分的方法验证，一般应进行以下几方面的考察。

1. 选择性（selectivity）　该分析方法应该能够区分目标分析物和内标与基质的内源性组分或样品中其他组分。应该使用至少 6 个受试者的适宜的空白基质来证明选择性（动物空白基质可以不同批次混合），它们被分别分析并评价干扰。当干扰组分的响应低于分析物定量下限响应的 20%，并低于内标响应的 5% 时，通常即可以接受。

应该考察药物代谢物、经样品预处理生成的分解产物以及可能的同服药物引起干扰的程度。在适当情况下，也应该评价代谢物在分析过程中回复转化为母体分析物的可能性。

2. 残留（carry – over）　应该在方法建立中考察残留并使之最小。残留可能不影响准确度和精密度。应通过在注射高浓度样品或校正标样后，注射空白样品来估计残留。高浓度样品之后在空白样品中的残留应不超过定量下限的 20%，并且不超过内标的 5%。如果残留不可避免，应考虑特殊措施，在方法验证时检验并在试验样品分析时应用这些措施，以确保不影响准确度和精密度。这可能包括在高浓度样品后注射空白样品，然后分析下一个试验样品。

3. 定量下限（lower limit of quantification）　是能够被可靠定量的样品中分析物的最低浓度，具有可接受的准确度和精密度。定量下限是标准曲线的最低点，应适用于预期的浓度和试验目的。

4. 标准曲线（calibration curve）　应该在指定的浓度范围内评价仪器对分析物的响应，获得标准曲线。通过加入已知浓度的分析物（和内标）到空白基质中，制备各浓度的校正标样，其基质应该与目标试验样品基质相同。方法验证中研究的每种分析物和每一分析批都应该有一条标准曲线。

在进行分析方法验证之前，最好应该了解预期的浓度范围。标准曲线范围应该尽量覆盖预期浓度范围，由定量下限和定量上限（校正标样的最高浓度）来决定该范围应该足够描述分析物的药动学。

应该使用至少 6 个校正浓度水平，不包括空白样品（不含分析物和内标的处理过的基质样品）和零浓度样品（含内标的处理过的基质）。每个校正标样可以被多次处理和分析。

应该使用简单且足够描述仪器对分析物浓度响应的关系式。空白和零浓度样品结果不应参与计算标准曲线参数。

应该提交标准曲线参数，测定校正标样后回算得出的浓度应一并提交。在方法验证中，至少应该评价 3 条标准曲线。

校正标样回算的浓度一般应该在标示值的 ±15% 以内，定量下限处应该在 ±20% 内。至少 75% 校正标样，含最少 6 个有效浓度，应满足上述标准。如果某个校正标样结果不符合这些标准，应该拒绝这一标样，不含这一标样的标准曲线应被重新评价，包括回归分析。

最好使用新鲜配制的样品建立标准曲线，但如果有稳定性数据支持，也可以使用预先配制并储存的校正标样。

5. 准确度（accuracy）　分析方法的准确度描述该方法测得值与分析物标示浓度的接近程度，表示为：（测得值/真实值）×100% 。应采用加入已知量分析物的样品来评估准确度，即质控样品。质控样品的配制应该与校正标样分开进行，使用另行配制的储备液。

应该根据标准曲线分析质控样品，将获得的浓度与标示浓度对比。准确度应报告为标示值的百分比。应通过单一分析批（批内准确度）和不同分析批（批间准确度）获得质控样品值来评价准确度。

为评价一个分析批中不同时间的任何趋势，推荐以质控样品分析批来证明准确度，其样品数不少于一个分析批预期的样品数。

（1）批内准确度（within-run accuracy）　为了验证批内准确度，应取一个分析批的定量下限及低、中、高浓度质控样品，每个浓度至少用 5 个样品。浓度水平覆盖标准曲线范围：定量下限在不高于定量下限浓度 3 倍的低浓度质控样品，标准曲线范围中部附近的中浓度质控样品，以及标准曲线范围上限约 75% 处的高浓度质控样品。准确度均值一般应在质控样品标示值的 ±15% 之内，定量下限准确度应在标示值的

±20%范围内。

（2）批间准确度（between – run accuracy）　通过至少3个分析批，且至少2天进行，每批用定量下限以及低、中、高浓度质控样品，每个浓度至少5个测定值来评价。准确度均值一般应在质控样品标示值的±15%范围内，对于定量下限，应在标示值的±20%范围内。

报告的准确度和精密度的验证数据应该包括所有获得的测定结果，但是已经记录明显失误的情况除外。

6. 精密度（precision）　分析方法的精密度描述分析物重复测定的接近程度，定义为测量值的相对标准差（变异系数）。应使用与证明准确度相同分析批样品的结果，获得在同一批内和不同批间定量下限以及低、中、高浓度质控样品的精密度。

对于验证批内精密度，至少需要一个分析批的4个浓度，即定量下限以及低、中、高浓度，每个浓度至少5个样品。对于质控样品，批内变异系数一般不得超过15%，定量下限的变异系数不得超过20%。

对于验证批间精密度，至少需要3个分析批（至少2天）的定量下限以及低、中、高浓度，每个浓度至少5个样品。对于质控样品，批间变异系数一般不得超过15%，定量下限的变异系数不得超过20%。

7. 稀释可靠性（dilution integrity）　样品稀释不应影响准确度和精密度。应该通过向基质中加入分析物至高于定量上限浓度，并用空白基质稀释该样品（每个稀释因子至少5个测定值），来证明稀释的可靠性。准确度和精密度应在±15%之内，稀释的可靠性应该覆盖试验样品所用的稀释倍数。

可以通过部分方法验证来评价稀释可靠性。如果能够证明其他基质不影响精密度和准确度，也可以接受其使用。

8. 基质效应（matrix effect）　当采用质谱方法时，应该考察基质效应。使用至少6批来自不同供体的空白基质，不应使用合并的基质。如果基质难以获得，则使用少于6批基质，但应该说明理由。

对于每批基质，应该通过计算基质存在下的峰面积（由空白基质提取后加入分析物和内标测得），与不含基质的相应峰面积（分析物和内标的纯溶液）比值，计算每一分析物和内标的基质因子。进一步通过分析物的基质因子除以内标的基质因子，计算经内标归一化的基质因子。从6批基质计算的内标归一化的基质因子的变异系数不得大于15%。该测定应分别在低浓度和高浓度下进行。

如果不能适用上述方式，例如采用在线样品预处理的情况，则应该通过分析至少6批基质，分别加入高浓度和低浓度（定量下限浓度3倍以内以及接近定量上限），来获得批间响应的变异。其验证报告应包括分析物和内标的峰面积以及每一样品的计算浓度。这些浓度计算值的总体变异系数不得大于15%。

除正常基质外，还应关注其他样品的基质效应，例如溶血的或高血脂的血浆样品等。

9. 稳定性（stability）　必须在分析方法的每一步骤确保稳定性，用于检查稳定性的条件，例如样品基质、抗凝剂、容器材料、储存和分析条件，都应该与实际试验样品的条件相似。用文献报道的数据证明稳定性是不够的。

采用低和高浓度质控样品（空白基质加入分析物至定量下限浓度3倍以内以及接近定量上限），在预处理后以及在所评价的条件储存后立即分析。由新鲜制备的校正标样获得标准曲线，根据标准曲线分析质控样品，将测得浓度与标示浓度相比较，每一浓度的均值与标示浓度的偏差应在±15%范围内。

应通过适当稀释，考虑到检测器的线性和测定范围，检验储备液和工作溶液的稳定性。

稳定性检查应考察不同储存条件，时间尺度应不小于试验样品储存的时间。

通常应该进行下列稳定性考察。①分析物和内标的储备液和工作溶液的稳定性。②从冰箱储存条件到室温或样品处理温度，基质中分析物的冷冻和融化稳定性。③基质中分析物在冰箱储存的长期稳定性。此外，如果适用，也应该进行下列考察。④处理过的样品在室温下或在试验过程储存条件下的稳定性。⑤处理过的样品在自动进样器温度下的稳定性。

在多个分析物试验中，特别是对于生物等效性试验，应该关注每个分析物在含所有分析物基质中的稳定性。

应特别关注受试者采血时以及在储存前预处理的基质中分析物的稳定性，以确保由分析方法获得的浓度反映受试者采样时刻的分析物浓度。可能需要根据分析物的结构，按具体情况证明其稳定性。

3. 试验样品分析 在分析方法验证后，可以进行试验样品或受试者样品分析。需要在试验样品分析开始前证实生物分析方法的效能。应根据已验证的分析方法处理试验样品以及质控样品和校正标样，以保证分析批被接受。

（一）分析批

一个分析批包括空白样品和零浓度样品，包括至少6个浓度水平的校正标样，至少3个浓度水平质控样品（低、中、高浓度双重样品，或至少试验样品总数的5%，两者中取数目更多者），以及被分析的试验样品。所有样品（校正标样、质控和试验样品）应按照它们将被分析的顺序，在同一样品批中被处理和提取。一个分析批包括的样品在同一时间处理，即没有时间间隔，由同一分析者相继处理，使用相同的试剂，保持一致的条件。质控样品应该分散到整个批中，以此保证整个分析批的准确度和精密度。

对于生物等效性试验，建议一名受试者的全部样品在同一分析批中分析，以减少结果的变异。

（二）分析批的接受标准

应在分析试验计划或标准操作规程中，规定接受或拒绝一个分析批的标准。在整个分析批包含多个部分批次的情况，应该针对整个分析批，也应该针对分析批中每一部分批次样品定义接受标准。应该使用下列接受标准。

校正标样测定回算浓度一般应在标示值的±15%范围内，定量下限应在±20%范围内。不少于 6 个校正标样，至少 75% 标样应符合这些标准。如果校正标样中有一个不符合标准，则应该拒绝这个标样，重新计算不含该标样的标准曲线，并进行回归分析。

质控样品的准确度值应该在标示值的 ±15% 范围内。至少 67% 质控样品，且每一浓度水平至少 50% 样品应符合这一标准。在不满足这些标准的情况下，应该拒绝该分析批，相应的试验样品应该重新提取和分析。

在同时测定几个分析物的情况下，对每个分析物都要有一条标准曲线。如果一个分析批对于一个分析物可以接受，而对于另一个分析物不能接受，则接受的分析物数据可以被使用，但应该重新提取和分析样品，测定被拒绝的分析物。

如果使用多重校正标样，其中仅一个定量下限或定量上限标样不合格，则校正范围不变。

所有接受的分析批，每个浓度质控样品的平均准确度和精密度应该列表，并在分析报告中给出。如果总平均准确度和精密度超过 15%，则需要进行额外的考察，说明该偏差的理由。在生物等效性试验情况下，这可能导致数据被拒绝。

（三）校正范围

如果在试验样品分析开始前，已知或预期试验样品中的分析物浓度范围窄，则推荐缩窄标准曲线范围，调整质控样品浓度，或者适当加入质控样品新的浓度，以充分反映试验样品的浓度。

如果看起来很多试验样品的分析物浓度高于定量上限，在可能的情况下，应该延伸标准曲线的范围，加入额外浓度的质控样品或改变其浓度。

至少 2 个质控样品浓度应该落在试验样品的浓度范围内。如果标准曲线范围被改变，则生物分析方法应被重新验证（部分验证），以确认响应函数并保证准确度和精密度。

四、测定法

1. 给药方案与样本采集　受试者隔夜、禁食 10h，于实验当日早晨单次口服乙酰氨基酚片 1 片，剂量为 0.5g，200ml 温开水送服。试验 2h 后可适量饮水，4h 后进统一清淡午餐。在给药前（0h）及给药后 0.25、0.50、1、1.5、2、4、5、6、8、10、12 和 24h，分别抽取肘静脉血 5ml，置肝素化试管中，混匀，3500r/min 离心 5min，分离血浆，于 −20℃ 冷冻保存、待测。

2. 溶液的配制

（1）对乙酰氨基酚系列标准溶液的配制　取对乙酰氨基酚对照品约 100mg，精密称定，置 50ml 量瓶中，用甲醇溶解并稀释至刻度，摇匀，作为对乙酰氨基酚标准储备液（2.0mg/ml），4℃ 保存，备用。精密量取对乙酰氨基酚标准储备液适量，用甲醇稀释制成浓度分别为 2.0、5.0、20.0、50.0、100.0、200.0μg/ml 的对乙酰氨基酚系列标准溶液。

（2）对乙酰氨基酚定量下限和质控溶液的配制　取对乙酰氨基酚对照品约 50mg，

精密称定，置 25ml 量瓶中，用甲醇溶解并稀释至刻度，摇匀，作为对乙酰氨基酚质控标准储备液（2.0mg/ml），4℃保存，备用。精密量取对乙酰氨基酚质控标准储备液适量，用甲醇稀释制成浓度为 2.0μg/ml 的对乙酰氨基酚定量下限溶液。精密量取对乙酰氨基酚质控标准储备液适量，用甲醇稀释制成浓度分别为 4.0、60.0、160.0μg/ml 的对乙酰氨基酚质控溶液。

（3）内标溶液　取茶碱对照品约 100mg，精密称定。置 100ml 量瓶中，用甲醇溶解并稀释至刻度，摇匀，作为内标储备液（1.0mg/ml），精密量取内标储备液 0.5ml，置 10ml 量瓶中，用甲醇溶解并稀释至刻度，摇匀，作为内标溶液（50.0μg/ml），4℃保存，备用。

3. 血浆样品处理　取血浆样品 200μl，置离心管中，加入甲醇 20μl，内标溶液 20μl，涡旋混合 3min，加入 6% 高氯酸 120μl，涡旋混合 3min，高速离心（12000r/min）5min，取上清液 20μl 进样。

4. 色谱条件与系统适用性试验　色谱柱以十八烷基硅烷键合硅胶为填充剂；流动相为甲醇－水（25∶75）；流速为 1ml/min；检测波长为 254nm；柱温为室温。取空白血浆样品和校正标样（2.0μg/ml）分别测定，对乙酰氨基酚与茶碱及相邻色谱峰的分离度应符合定量分析要求，理论板数按对乙酰氨基酚峰计算应不低于 3000；空白血浆样品色谱中，在对乙酰氨基酚与茶碱色谱峰的保留时间处应没有干扰峰。

5. 分析方法验证

（1）选择性　分别取 6 名受试者的空白血浆 200μl，除以甲醇替代内标溶液外，其余按"血浆样品处理"项下方法操作，记录色谱图；取空白血浆 200μl，除以一定浓度的对乙酰氨基酚标准溶液替代甲醇外，其余按"血浆样品处理"项下方法操作，记录色谱图。取受试者口服给药后的血浆样品，按"血浆样品处理"项下操作，记录色谱图。空白血浆中的内源性物质应不干扰血浆中对乙酰氨基酚和内标的测定。

（2）残留　通过在注射高浓度样品或校正标样后，注射空白样品来估计残留。

（3）标准曲线　分别取空白血浆 200μl，置离心管中，各加入 2.0、5.0、20.0、50.0、100.0 和 200.0μg/ml 对乙酰氨基酚标准系列溶液 20μl，按"血浆样品处理"项下，自"内标溶液 20μl"起同法操作，制成相当于对乙酰氨基酚血浆浓度为 0.2、0.5、2.0、5.0、10.0、20.0μg/ml 的各浓度校正标样，记录色谱图，以对乙酰氨基酚血浆药物浓度为横坐标，对乙酰氨基酚与内标物的峰面积比值为纵坐标，进行回归运算，求得的回归方程即为标准曲线。在方法验证中，至少应该评价 3 条标准曲线。

（4）准确度和精密度　取空白血浆 200μl，置离心管中，各加入 2.0μg/ml 对乙酰氨基酚定量下限溶液和 4.0、60.0、160.0μg/ml 对乙酰氨基酚质控溶液，按"血浆样品处理"项下，自"内标溶液 20μl"起同法操作，制成定量下限和低、中、高三个浓度质控样品（对乙酰氨基酚浓度分别 0.2、0.4、6、16μg/ml）。用标准曲线计算，样品中对乙酰氨基酚实测浓度的准确度与精密度应符合要求。

对于验证批内准确度和精密度，至少需要一个分析批的 4 个浓度，即定量下限以及低、中、高浓度质控样品，每个浓度至少 5 个样品。对于质控样品，批内准确度一般应在质控样品标示值的 ±15% 之内，批内精密度的变异系数不超过 15%。定量下限的批内准确度应在标示值的 ±20% 范围内，批内精密度的变异系数不超过 20%。

对于验证批间准确度和精密度，至少需要 3 个分析批（至少 2 天）的定量下限以及低、中、高浓度质控样品，每个浓度至少 5 个样品。对于质控样品，批间准确度一般应在质控样品标示值的 ±15% 之内，批间精密度的变异系数不超过 15%。定量下限的批间准确度应在标示值的 ±20% 范围内，批间精密度的变异系数不超过 20%。

（5）稀释可靠性　通过向基质中加入分析物至高于定量上限浓度，并用空白基质稀释该样品（每个稀释因子至少 5 个测定值），来证明稀释的可靠性。

（6）稳定性　应进行下列稳定性考察。①分析物和内标的储备液和工作溶液的稳定性。②从冰箱储存条件到室温或样品处理温度，基质中分析物的冷冻和融化稳定性。③基质中分析物在冰箱储存的长期稳定性。此外，如果适用，也应该进行下列考察。④处理过的样品在室温下或在试验过程储存条件下的稳定性。⑤处理过的样品在自动进样器温度下的稳定性。

6. 对乙酰氨基酚血药浓度测定　样品测定按"血浆样品处理"项下操作，每一分析批建立一条标准曲线，同时分析低、中、高多样本的质控样品，并穿插于受试者血浆样品测定中。根据当日标准曲线求算受试者血浆样品浓度和质控样品浓度。

7. 对乙酰氨基酚血药浓度－时间曲线的绘制　以时间为横坐标，血药浓度为纵坐标，绘制血药浓度－时间曲线。

8. 对乙酰氨基酚的药代动力学参数　采用 DAS 2.1 数据处理软件，计算受试者服用对乙酰氨基酚片的药代动力学参数（AUC_{0-t}、$AUC_{0-\infty}$、$t_{1/2}$、T_{max} 和 C_{max}）。

五、思考题

1. 什么是质控样品？作用是什么？
2. 低、中、高三个浓度的质控样品浓度的设计依据是什么？
3. 生物样品分析方法验证的项目有哪些？各项指标的要求是什么？

（许华容）

实验三十二　高效液相色谱法测定加替沙星在大鼠体内的组织分布

一、目的要求

1. 掌握　高效液相色谱法测定大鼠肝、肾、肺、脾、心等组织内的药物浓度。

2. 熟悉　大鼠组织样品的预处理方法。

二、加替沙星和内标的理化性质和主要药动学参数

1. 加替沙星的理化性质和主要药动学参数　加替沙星的化学名为 1 - 环丙基 - 6 -

氟－1,4－二氢－8－甲氧基－7－（3－甲基－1－哌嗪基）－4－氧代－3－喹啉羧酸，在水中极微溶解，在冰醋酸中易溶，在 0.1mol/L 氢氧化钠溶液中溶解，在 0.1mol/L 盐酸溶液中略溶。

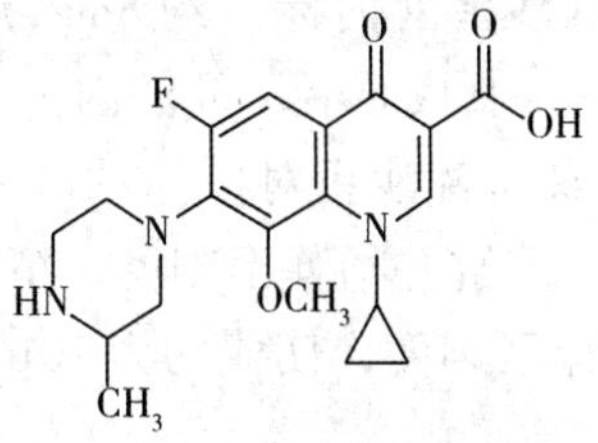

加替沙星

加替沙星口服吸收良好，且不受饮食因素影响，其绝对生物利用度为 96%，药物浓度在服用 1~2h 后达峰。在临床推荐剂量范围内，加替沙星血药峰浓度（C_{max}）和血药时曲线下面积随剂量成比例增加。加替沙星血清蛋白结合率为 20%，与浓度无关。加替沙星在唾液中的浓度与其在血浆中大致相等。加替沙星广泛分布在许多组织和体液中，在靶组织中的浓度较血清高。加替沙星无酶诱导作用，不改变自身和其他合用药物的清除代谢。加替沙星在体内代谢极低，主要以原形经肾脏排出。口服本品后 48h，药物原形在尿中的回收率达 70% 以上，而其乙二胺和甲基乙二胺代谢物在尿中的浓度不足摄入量的 1%，加替沙星平均血浆消除半衰期 7~14h。本品口服或静脉注射后，粪便中加替沙星的原药回收率约 5%，提示加替沙星也可经胆道和肠道排除。

2. 环丙沙星的理化性质 内标为盐酸环丙沙星，本品在水中溶解，在甲醇或乙醇中极微溶解；在丙酮、乙酸乙酯或二氯甲烷中几乎不溶。

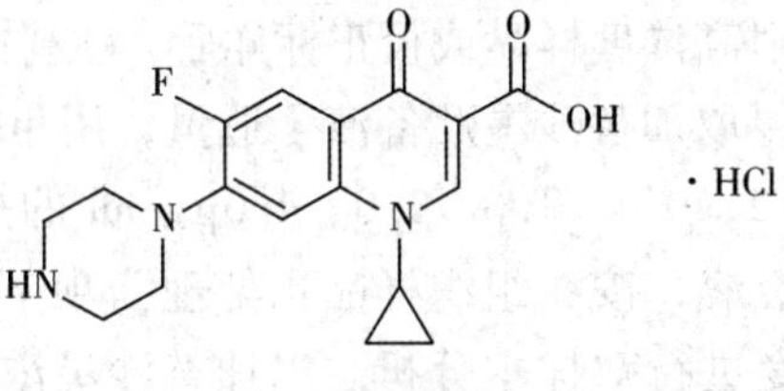

环丙沙星

三、实验方法

1. 组织样品的采集 选取健康合格 Wistar 大鼠 18 只，雌雄各半，体重 200g ± 20g，随机分为吸收相组、平衡相组和消除相组，每组 6 只。于实验前禁食 12h，给药剂量 63mg/kg。根据加替沙星在大鼠体内吸收相（0~1.6h）、平衡相（1.6~2.0h）和消除相（2.0~8.0h），分别在 1.5、2、4h 三个时间点将各大鼠断头处死，切取肝、肾、肺、脾、心适量，称重，按重量加入缓冲液进行 1：3 稀释，研磨成匀浆，制成匀浆贮备液，及时测定，未测定匀浆低温冰箱－20℃ 保存，待测。

2. 溶液的制备

（1）加替沙星储备液 I 取加替沙星对照品约 20mg，精密称定，置 100ml 量瓶中，用磷酸盐缓冲液（pH 7.0）溶解并稀释至刻度，精密量取本溶液 5ml，置 100ml 量瓶中，用磷酸盐缓冲液（pH 7.0）稀释至刻度，使成约为 10μg/ml 储备液溶液Ⅰ，4℃保存，备用。

（2）内标溶液　取盐酸环丙沙星（内标）约 8mg，精密称定，置于 100ml 量瓶中用水溶解，并稀释至刻度，混匀，制成 80μg/ml 的内标溶液，置 4℃冰箱中保存备用。

（3）加替沙星储备液Ⅱ　取加替沙星对照品约 20mg，精密称定，置 100ml 量瓶中，用磷酸盐缓冲液（pH 7.0）溶解并稀释至刻度，精密量取 5ml，置 100ml 量瓶中，用磷酸盐缓冲液（pH 7.0）稀释至刻度，使成约为 10μg/ml 储备液溶液Ⅱ，4℃保存，备用。

2. 组织样品预处理　取大鼠肝、肾、肺、脾、心组织的匀浆贮备液适量，各用 pH 7.0 的磷酸盐缓冲液配成 40% 组织匀浆。精密量取组织匀浆液各 500μl、内标溶液 10μl、蒸馏水 90μl、pH 7.0 磷酸盐缓冲液 0.5ml、二氯甲烷 5ml 混合，旋涡振荡 2min，离心（4000r/min）20min，吸取下层有机相，空气流下（40℃）吹干，加入 1.0mol/L 盐酸 100μl，旋涡振荡 1min 溶解，备用。

3. 色谱条件　用十八烷基硅烷键合硅胶为填充剂；流动相为 0.02mol/L 磷酸二氢钾缓冲液 - 甲醇 - 三乙胺（55：44.5：0.5，pH 3.10）；流速为 1ml/min；检测波长为 293nm；柱温为 35℃。

4. 分析方法确证

（1）选择性　分别取各空白组织匀浆 6 份，每份 0.5ml，按"组织样品预处理"项下的方法操作（以水代替内标溶液），进样 20μl，记录色谱图；将一定浓度的标准溶液和内标溶液加入各空白组织匀浆中，依同法操作，记录色谱图。取大鼠服药后的各组织匀浆样品，依同法操作，记录色谱图。

（2）残留　通过在注射高浓度样品或校正标样后，注射空白样品来估计残留。

（3）标准曲线　精密量取加替沙星贮备液Ⅰ适量，用 40% 各空白组织匀浆等倍稀释成浓度为 0.05、0.1、0.2、0.4、1.0、2.0、4.0μg/ml 的加替沙星肝、肾、肺、脾、心各组织匀浆的标准系列溶液，按"组织样品预处理"项下方法处理后，在上述色谱条件下进样分析，每一浓度进行双样本分析。以加替沙星浓度为横坐标，加替沙星峰面积与环丙沙星峰面积的比值为纵坐标，用加权最小二乘法进行回归运算，求得肝、肾、肺、脾、心中的加替沙星直线回归方程即为标准曲线，连续测定三个分析批。

（4）精密度与准确度　精密量取加替沙星标准贮备液Ⅱ，用 40% 各组织匀浆等倍稀释成浓度为配制 0.05、0.08、0.5、3.0μg/ml 4 个浓度的各组织样品，作为定量下限和低、中、高质控样品，每一浓度进行 6 样本分析，连续测定 3 个分析批（至少 2 天），根据样品测定结果计算批内和批间精密度与准确度。

（5）提取回收率　精密量取加替沙星贮备液Ⅱ，配制 0.08、0.5、3.0μg/ml 3 个浓度的各组织样品，每一浓度进行 6 样本分析，由标准曲线求出各组织的药物浓度，另取各组织样品，以磷酸盐缓冲液（pH 7.0）代替加替沙星标准系列溶液和内标溶液，照"组织样品预处理"项下的方法操作，残留物以相应浓度的加替沙星标准系列溶液和内标溶液溶解，进样分析，获得相应峰面积（3 次测定的平均值）。计算各组织中加替沙星在3种浓度下血浆样品的提取回收率和内标物的提取回收率。

（6）稀释可靠性 通过向基质中加入分析物至高于定量上限浓度，并用空白基质稀释该样品（每个稀释因子至少5个测定值），来证明稀释的可靠性。

5. 药物在大鼠体内各组织浓度分布的测定 取大鼠肝、肾、肺、脾、心组织的匀浆贮备液适量，各用 pH 7.0 的磷酸盐缓冲液配成40%组织匀浆。精密量取组织匀浆液各500μl，按"组织样品预处理"项下方法处理后进样，由当日标准曲线求出各组织的药物浓度。同时分析低、中、高多样本的质控样品，并穿插于样品测定中。

四、思考题

1. 组织样品前处理的方法有哪些？
2. 内标选取的原则是什么？

（孙立新）

实验三十三 高效液相色谱－质谱法研究尼美舒利分散片的人体生物等效性

一、目的要求

1. 掌握 高效液相色谱－质谱联用法测定人血浆样品中尼美舒利的浓度。

2. 熟悉 人体生物等效性试验设计和生物等效性评价的基本思路。

二、尼美舒利与内标的理化性质及有关药动学参数

1. 尼美舒利的理化性质及有关药动学参数 尼美舒利的化学名为 $4' -$ 硝基 $- 2' -$ 苯氧基苯甲磺酰胺，在丙酮或二甲基甲酰胺中易溶，在三氯甲烷中溶解，在甲醇、乙醇或乙醚中微溶，在水中几乎不溶。

尼美舒利

尼美舒利是一种非甾体抗炎药，口服吸收迅速完全，健康志愿者口服尼美舒利片 100mg 后，平均达峰浓度 2.86 ~ 4.58mg/L，达峰时间 1.22 ~ 3.83h 之间，食物对其吸收速度均无明显影响，相对生物利用度为 54% ~ 96%；口服吸收后，广泛与血浆蛋白结合，游离型药物仅占 0.7% ~ 4.0%，主要分布在细胞外液，表观分布容积为 0.19 ~ 0.39L/kg。

2. 氢氯噻嗪的理化性质 内标为氢氯噻嗪，在丙酮中溶解，在乙醇中微溶，在水、

三氯甲烷或乙醚中不溶；在氢氧化钠试液中溶解。

氢氯噻嗪

三、测定法

1. 受试者要求 试验前接受全面体检合格的 18~24 名健康男性志愿受试者，年龄为 18~40 岁，且试验前 2 周内未服用任何药物，整个受试期间不得服用其他药物。

2. 给药方案 将健康男性受试者随机分为两组。第一次试验由第一组口服参比制剂 1 片（相当于含尼美舒利 100mg），第二组口服受试制剂 1 片（相当于含尼美舒利 100mg）。于第一次服药后第 14 天开始第二次试验，两组交换，由第一组口服受试制剂 1 片，第二组口服参比制剂 1 片。两种制剂均用 250ml 温开水送服。

3. 生物样品采集与处理 于口服各药前和服药后 0.5、1.0、1.5、2.0、2.5、3.0、4.0、6.0、8.0、12.0、18.0、24.0h，由肘正中静脉取血 5ml 并立即移入经肝素处理的离心试管中，离心 5min（3500r/min），分离血浆，于 −20℃冰箱中保存待测。

4. 溶液的制备

（1）尼美舒利储备液 I 取尼美舒利对照品约 5mg，精密称定，置 50ml 量瓶中，加甲醇溶解并稀释至刻度，摇匀，配成浓度约 0.1mg/ml 的尼美舒利储备液 I。

（2）尼美舒利储备液 II 精密称取尼美舒利 12.5mg，置 25ml 量瓶中，用甲醇溶解并稀释至刻度，摇匀，作为储备液 II（约 500μg/ml），4℃保存，备用。

（3）尼美舒利系列标准溶液 精密量取尼美舒利储备液 I 适量，以甲醇 – 水（50：50）稀释制成浓度分别为 0.1、0.2、0.5、1.5、5.0、15.0 和 35.0μg/ml 的尼美舒利标准系列溶液。

（4）尼美舒利定量下限和质控（QC）溶液 精密量取尼美舒利储备液 II 适量，以甲醇 – 水（50：50）稀释制成浓度为 0.1μg/ml 定量下限溶液。精密量取尼美舒利储备液 II 适量，以甲醇 – 水（50：50）稀释制成浓度分别为 0.25、2.5 和 30μg/ml 质控（QC）溶液。

（5）内标溶液 取氢氯噻嗪对照品约 10mg，精密称定，置 250ml 量瓶中，加甲醇溶解并稀释至刻度，摇匀，制成浓度约为 40.0μg/ml 的内标溶液。

5. 血浆样品的处理 取血浆样品 100μl，加入甲醇 20μl，内标溶液 50μl，涡旋，加二氯甲烷 – 乙酸乙酯（4：1）2ml，涡旋混合 3min，离心 5min（4000r/min），分取有机相，于空气流下吹干，残渣用流动相定容至 2ml，超声 5min，涡旋 3min，转移至 EP 管中，离心 3min（12000r/min），取 5μl 进样分析。

6. 色谱条件 用十八烷基硅烷键合硅胶为填充剂；流动相为甲醇 – 水（84：16）；流速为 0.8ml/min；柱温为 30℃；进样量为 5μl。

7. 质谱条件 ESI 源；CDL 温度为 200℃；加热块温度为 200℃；雾化气 N_2 流速为 1.5ml/min；反吹气 N_2 流速为 0.2ml/min；检测电压为 1.5kV；检测方式为负离子；扫描方式为选择离子监测；用于定量分析的离子分别为 m/z 307.00（尼美舒利），m/z 295.90（氢氯噻嗪）。

8. 分析方法的确证

（1）选择性 尼美舒利和氢氯噻嗪（内标物）离子化后，主要生成 $[M-H]^-$ 准分子离子峰，分别为 m/z 307.00 和 m/z 295.90，将两者作为定量分析时的监测离子。精密量取 6 名受试者的空白血浆 100μl，除不加内标溶液外，其余按"血浆样品预处理"项下操作，记录色谱图；将一定浓度的尼美舒利标准溶液和内标溶液加入空白血浆中，依同法操作，记录色谱图。取受试者 5 服用受试制剂 2.5h 后的血浆样品 100μl，依同法操作，记录色谱图。血浆中内源性物质和代谢物不干扰尼美舒利和内标物氢氯噻嗪的测定。

（2）残留 取空白血浆 100μl，加入尼美舒利标准溶液（35000.0ng/ml）20μl，配制成血浆中尼美舒利浓度为 7000.0ng/ml 的血浆样品即定量上限（ULOQ）（5 样本），按"血浆样品预处理方法"项下同法试验。先进样分析含药血浆样品后，再进样空白血浆样品，记录色谱图，评估残留。

（3）标准曲线 取空白血浆 100μl，分别加入尼美舒利系列标准溶液 20μl，配制成相当于血浆中尼美舒利浓度为 20.0、40.0、100.0、300.0、1000.0、3000.0 和 7000.0ng/ml 的血浆样品，按"血浆样品预处理方法"项下同法试验，每一浓度进行双样本分析，并随行空白血浆样品。以待测物浓度（ng/ml）为横坐标 X，待测物与内标物的峰面积比值（A_s/A_i）为纵坐标 Y，用加权最小二乘法（权重系数：$1/X^2$）进行线性回归运算，求得的线性回归方程即为标准曲线方程，连续测定 3 天，用 SPSS 22.0 软件计算三条标准曲线的差异。尼美舒利线性范围 20.0～7000.0ng/ml。

（4）精密度与准确度 取空白血浆 100μl，分别加入尼美舒利定量下限和质控溶液 20μl，配制成相当于血浆中尼美舒利浓度为 20、50.0、500.0 和 6000.0ng/ml 的血浆样品（每浓度 5 样本），按"血浆样品预处理方法"项下同法试验，连续测定 3 天，并根据当日标准曲线计算血浆样品的浓度，用 SPSS 22.0 软件，求得方法的准确度与精密度。

（5）稀释可靠性 取空白血浆 100μl，加入尼美舒利标准溶液（15000.0ng/ml）60μl，配制成血浆中尼美舒利浓度为 9000.0ng/ml 的血浆样品（5 样本），用空白血浆稀释 2 倍后，按"血浆样品预处理方法"项下同法试验，根据当日标准曲线计算每一样本测得浓度，并计算准确度和精密度。

（6）提取回收率 取空白血浆 100μl，分别加入不同浓度的尼美舒利质控溶液 20μl，配制低、中、高 3 个浓度（尼美舒利浓度分别为 50.0、500.0、6000.0ng/ml）的样品，按"血浆样品处理"项下操作，每一浓度进行 5 样本分析；同时另取空白血浆 100μl，除不加尼美舒利标准溶液和内标溶液外，按"血浆样品处理"项下操作，向获得的有机相中加入相应浓度的尼美舒利标准溶液 20μl 和内标溶液 50μl，涡旋混合，空气流下吹干，以 2ml 流动相溶解后进样分析，获得相应峰面积（5 次测定的平均值）。

以每一浓度两种处理方法的峰面积比值计算提取回收率。

（7）基质效应　取空白血浆 $100\mu l$，除不加尼美舒利质控溶液和内标溶液外，按"血浆样品处理"项下操作，向获得的有机相中加入低、高 2 种浓度的尼美舒利质控溶液 $20\mu l$ 和内标溶液 $50\mu l$，涡旋混合，空气流下吹干，以 2ml 流动相溶解后进样分析，获得相应峰面积，每一浓度进行不同血浆来源的 6 样本分析；同时另取相应浓度的尼美舒利质控溶液 $20\mu l$ 和内标溶液 $50\mu l$，涡旋混合，空气流下吹干，以 2ml 流动相溶解后进样分析，获得相应峰面积（6 次测定的平均值）。以每一浓度两种处理方法的峰面积比值计算基质效应。

（8）样品稳定性　本试验考察了血浆样品预处理前室温放置 24h 的稳定性、样品处理后在自动进样器中（4℃）放置 6h 的稳定性、血浆样品经历三次冷冻—解冻循环的稳定性、血浆样品于冰箱 -20℃ 保存 45 天的长期稳定性及储备液的稳定性，以试验样品的测得值与理论值比较所得结果考察样品的稳定性。

取空白血浆 $100\mu l$，分别加入不同浓度的尼美舒利质控溶液 $20\mu l$，配制成血浆中尼美舒利浓度为 50.0 和 6000.0ng/ml 的血浆样品（每浓度 5 样本），在室温下放置 24h 后，按"血浆样品处理方法"项下同法试验。

取空白血浆 $100\mu l$，分别加入不同浓度的尼美舒利质控溶液 $20\mu l$，配制成相当于血浆中尼美舒利浓度为 50.0 和 6000.0ng/ml 的血浆样品（每浓度 5 样本），按"血浆样品预处理方法"项下同法试验，在自动进样器中（4℃）放置 6h 后测定。

取空白血浆 $100\mu l$，分别加入不同浓度的尼美舒利质控溶液 $20\mu l$，配制成相当于血浆中尼美舒利浓度为 50.0 和 6000.0ng/ml 的血浆样品（每浓度 5 样本），在 -20℃ 下冷冻 24h，然后在室温自然解冻。完全解冻后，放回 -20℃ 下冷冻不少于 12h。第二次在室温自然解冻，再放回 -20℃ 下冷冻不少于 12h，第三次在室温自然解冻后，按"血浆样品处理方法"项下同法试验。

取空白血浆 $100\mu l$，分别加入不同浓度的尼美舒利质控溶液 $20\mu l$，配制成血浆中尼美舒利浓度为 50.0 和 6000.0ng/ml 的血浆样品（每浓度 5 样本），于冰箱 -20℃ 保存，45 天后按"血浆样品处理方法"项下同法试验。

9. 血浆样品测定的质量控制　样品测定按"血浆样品处理"项下操作，每一分析批建立一条标准曲线，同时分析低、中、高多样本的质控样品，并穿插于受试者血浆样品测定中。根据当日标准曲线求算受试者血浆样品浓度和质控样品浓度。质控样品的准确度值应该在标示值的 ±15% 范围内，至少 67% 质控样品，且每一浓度水平至少 50% 样品应符合这一标准。

10. 血浆样品测定与结果分析　受试者服用参比制剂和受试制剂后各时间点血浆中尼美舒利样品处理如上"血浆样品的处理"所示，各浓度点"测定条件"所示。列出各时间点血浆中尼美舒利浓度测定结果；分别画出各受试者服用受试制剂和参比制剂的血药浓度 - 时间曲线；画出受试者的平均血药浓度 - 时间曲线；计算 AUC_{0-t}、$AUC_{0-\infty}$ 和剩余面积、t_{max} 和 c_{max}、λz 和 $t_{1/2}$ 值。根据受试制剂和参比制剂中尼美舒利的 AUC_{0-t} 计算相对生物利用度。

11. 生物等效性评价　将主要药物动力学参数进行方差分析；进一步采用双单侧检

验和（$1-2\alpha$）置信区间法分析。受试制剂 AUC_{0-t} 和 C_{max} 的 90% 置信区间为参比制剂相应参数的 80.00% ~ 125.00%，表明两种制剂具有生物等效性。

四、思考题

1. 人体生物等效性试验设计思路包括哪些步骤？
2. 生物等效性评价指标是什么？

（高金薇）

实验三十四 气相色谱－质谱法测定大鼠血浆中甲基正壬酮浓度

一、目的要求

1. **掌握** 甲基正壬酮血浆样品预处理方法。
2. **熟悉** 甲基正壬酮血浆样品的分析测定方法。

二、甲基正壬酮与内标的理化特性及有关药动学参数

1. 甲基正壬酮的理化特性 甲基正壬酮的化学名为 2 - 十一酮，无色至淡黄色液体，具有特有的类似芸香的香气，沸点 231 ~ 232℃，溶于乙醇等大多数有机溶剂，不溶于水。分子量为 170.29。

甲基正壬酮

甲基正壬酮是鱼腥草药材发挥抑菌消炎作用的主要成分。甲基正壬酮在大鼠体内快速吸收，灌胃给药达峰时间在 30 ~ 60min，腹腔注射给药达峰时间在 18 ~ 33min，而后快速消除，符合一级房室模型。

2. 羟苯丙酯的理化性质 内标为羟苯丙酯，化学名为对羟基苯甲酸丙酯，白色粉末，不溶于水，微溶于热水，易溶于醇、醚等有机溶剂。分子量为 180.20。

羟苯丙酯

三、原理

1. 本实验在血浆样品预处理过程中，采用液－液萃取法，该方法可减少内源性杂质对测定的干扰，并具有富集的功能。

2. 本实验采用 GC－MS 法分析具有挥发性的甲基正壬酮体内动力学过程。GC 法将生物样品中甲基正壬酮和内标与其他成分分离，质谱选择待测物和内标的特征碎片，通过选择离子监测方式，对待测定成分进行定量分析。

四、测定法

1. 给药方案与样本采集　大鼠隔夜、禁食 10h，腹腔注射甲基正壬酮溶液（精密称取甲基正壬酮适量，加入玉米油溶解并稀释成浓度为 10mg/ml 溶液），给药量为 10mg/kg，给药 4h 后自由进水、进食。分别于给药前 0min，给药后 5、10、15、30、45min 和 1.0、2.0、4.0、6.0、8.0h 从眼底静脉丛取血，置肝素化试管中，混匀，3500r/min 离心 5min，分离血浆，于 −20℃冷冻保存，待测。

2. 溶液制备

（1）甲基正壬酮储备液Ⅰ的制备　取甲基正壬酮对照品约 25mg，精密称定，置 100ml 量瓶中，用甲醇溶解并稀释至刻度，摇匀，精密吸取 10ml，置 100ml 量瓶中，加甲醇溶解配制成浓度约为 25μg/ml 的储备液Ⅰ，4℃保存，备用。

（2）甲基正壬酮储备液Ⅱ的制备　取甲基正壬酮对照品约 25mg，精密称定，置 100ml 量瓶中，用甲醇溶解并稀释至刻度，摇匀，精密吸取 10ml，置 100ml 量瓶中，加甲醇溶解配制成浓度约为 25μg/ml 的储备液Ⅱ，4℃保存，备用。

（3）甲基正壬酮系列标准溶液的制备　精密量取甲基正壬酮储备液Ⅰ适量，用甲醇稀释制成浓度分别为 25、50、100、250、500、1000 和 2500ng/ml 的甲基正壬酮系列标准溶液。

（4）甲基正壬酮定量下限和质控（QC）溶液的制备　精密量取甲基正壬酮储备液Ⅱ适量，用甲醇稀释制成浓度分别为 25 的甲基正壬酮定量下限溶液。精密量取甲基正壬酮储备液Ⅱ适量，用甲醇稀释制成浓度分别为 40、320 和 2000ng/ml 的甲基正壬酮质控（QC）溶液。

（2）内标溶液的配制　取羟苯丙酯对照品约 25mg，精密称定，置 100ml 量瓶中，用甲醇溶解并稀释至刻度，摇匀，精密吸取 0.1ml，置另一 100ml 量瓶中，加甲醇溶解配制成浓度为 250ng/ml 内标溶液，冰箱（4℃）内保存备用。

3. 血浆样品处理　精密吸取血浆样品 100μl，置 5ml 离心管中，加甲醇 20μl，内标溶液 20μl，涡旋混合 30s，再加入叔丁基甲醚 3ml，涡旋混合 3min，离心（4500 r/min）5min，吸取上层有机相转移至另一离心管中，30℃氮气吹干，加甲醇 100μl 复溶，涡旋 30s，离心（12000r/min）5min，吸取上清液 2μl 进样分析。

4. GC－MS 条件

（1）色谱条件　色谱柱为 HP－5 毛细管气相色谱柱（30m×0.25mm，0.25μm）；进样口温度为 250℃；升温程序为 100℃保持 3min，以 10℃/min 速率升温至 200℃；载气为氦气；进样量为 2μl。

（2）质谱条件　离子源温度为 280℃；电离电压为 70eV；选择离子检测：甲基正壬酮 m/z 58，羟苯丙酯 m/z 138。

5. 方法学确证

（1）选择性　分别取 6 只大鼠的空白血浆 100μl，除以甲醇替代内标溶液外，其余按"血浆样品处理"项下方法操作，记录色谱图；取空白血浆 100μl，除以一定浓度的甲基正壬酮标准溶液替代甲醇外，其余按"血浆样品处理"项下方法操作，记录色谱图。取大鼠给药后的血浆样品，按"血浆样品处理"项下方法操作，记录色谱图。空白血浆中的内源性物质应不干扰血浆中甲基正壬酮和内标的测定。

（2）残留　取空白血浆 100μl，加入甲基正壬酮标准溶液（2500.0ng/ml）20μl，配制成血浆中甲基正壬酮浓度为 500ng/ml 的血浆样品即定量上限（ULOQ）（5 样本），按"血浆样品预处理方法"项下同法试验。先进样分析含药血浆样品后，再进样空白血浆样品，记录色谱图，评估残留。

（3）标准曲线　取空白血浆 100μl，置 5ml 离心管中，分别加入 25、50、100、250、500、1000 和 2500ng/ml 的甲基正壬酮系列标准溶液 20μl，制成相当于甲基正壬酮血浆浓度为 5、10、20、50、100、200 和 500ng/ml 的系列标准血浆样品，按"血浆样品处理"项下，自"内标溶液 20μl"起同法操作，记录色谱图，以甲基正壬酮血浆药物浓度为横坐标，甲基正壬酮与内标物的峰面积比值为纵坐标，用加权（$w = 1/x^2$）最小二乘法进行回归运算，求得的直线回归方程即为标准曲线，连续测定三个分析批。根据标准曲线，测定甲基正壬酮血药浓度的线性浓度范围为 5~500ng/ml。

（4）精密度与准确度　分别取空白血浆 100μl，加入 25、40、320 和 2000ng/ml 的甲基正壬酮定量下限和质控（QC）溶液，按"血浆样品处理"项下的方法制成甲基正壬酮浓度分别 5、8、80 和 400ng/ml 的 QC 样品，每一浓度进行 6 样本分析，连续测定 3 个分析批，用标准曲线计算，QC 样品中实测浓度的准确度与精密度，应符合要求。

（5）提取回收率　取空白血浆 100μl，加入 40、320 和 2000ng/ml 的甲基正壬酮质控（QC）溶液，按"血浆样品处理"项下的方法制成甲基正壬酮浓度分别 8、80 和 400ng/ml 的质控（QC）样品，每一浓度进行 6 样本分析；同时，另取空白血浆 100μl，除不加甲基正壬酮标准溶液和内标溶液外，其他按"血浆样品处理"项下方法操作，然后再向获得的上清液中加入相应浓度的甲基正壬酮质控溶液 20μl 和内标溶液 20μl，吹干复溶，吸取 2μl 进样分析，获得相应峰面积（三次测定的平均值）。以每一浓度两种处理方法的峰面积比值计算提取回收率。

（6）基质效应　取空白血浆 100μl，除不加甲基正壬酮质控溶液和内标溶液外，按"血浆样品处理"项下操作，向获得的有机相中加入 40、2000ng/ml 2 种浓度的甲基正壬酮质控溶液 20μl 和内标溶液 50μl，涡旋混合，吹干复溶，进样分析，获得相应峰面积，每一浓度进行不同血浆来源的 6 样本分析；同时另取相应浓度的甲基正壬酮质控溶液 20μl 和内标溶液 50μl，涡旋混合，吹干复溶，进样分析，获得相应峰面积（6 次测定的平均值）。以每一浓度两种处理方法的峰面积比值计算基质效应。

（7）稀释可靠性　通过向基质中加入分析物至高于定量上限浓度，并用空白基质稀释该样品（每个稀释因子至少5个测定值），来证明稀释的可靠性。

6. 甲基正壬酮血药浓度测定 样品按"血浆样品处理"项下操作，每一分析批建立一条标准曲线，同时分析低、中、高多样本的质控样品，并穿插于受试者血浆样品测定中。根据当日标准曲线求算受试者血浆样品浓度和质控样品浓度。质控样品的准确度值应该在标示值的 ±15% 范围内，至少 67% 质控样品，且每一浓度水平至少 50% 样品应符合这一标准。

四、注意事项

1. GC – MS 法进行定量分析时，常采用选择性离子监测方法。本实验选择了甲基正壬酮和内标具有特征性且强度最高的碎片离子峰进行监测，并对样品进行定量测定。

2. 血浆样品预处理过程中，吸取上层有机溶剂时，不要夹带水相，以避免水溶性内源性杂质干扰和难以吹干。采用氮气吹干可以增大液体表面空气流量，加快溶剂挥干。

五、思考题

1. 生物样品预处理过程中液 – 液萃取的目的是什么？

2. 生物样品富集的方法有哪些？本实验采用的是哪种方法？

3. GC – MS 法进行体内药物测定的特点是什么？

（孙立新）

第七部分 虚拟仿真实验

实验三十五 虚拟机学习液相色谱-质谱联用技术测定样品中利血平的含量

一、目的要求

1. 掌握 高效液相色谱-质谱法测定药物含量的基本原理和计算方法。

2. 熟悉 高效液相色谱-质谱仪的操作方法和分析方法。

3. 了解 高效液相色谱-质谱仪的基本构造和原理。

二、方法简介

质谱法是使待测化合物产生气态离子，再按质荷比（m/z）将离子分离、检测的分析方法。质谱法可提供分子质量和结构的信息，定量测定可采用外标法、内标法或标准曲线法等。液相色谱-质谱联用技术以液相色谱为分离系统，质谱为检测系统，结合了液相色谱的高分离能力和质谱的高选择性、高灵敏度。待测化合物从色谱流出物中分离，进一步在特殊接口形成适合于质谱分析的气态分子或离子。为减少污染，避免化学噪声和电离抑制，流动相中所含的缓冲盐或添加剂通常应具有挥发性，且用量也有一定的限制。串联质谱是时间上或空间上两级以上质谱质量分析器的结合，测定第一级质量分析器中的前体离子（precursor ion）与第二级质量分析器中的产物离子（product ion）之间的质量关系。

选择反应监测（selected-reaction monitoring，SRM）和多反应监测（multiple-reaction monitoring，MRM）技术均是应用串联质谱进行定量分析的常用质谱采集技术。其技术的实现主要分为两个步骤。首先选择第一级质量分析器中待测化合物的特征前体离子 $(m/z)_1$，通常包括 $[M+H]^+$、$[M-H]^-$、$[M+Na]^+$ 等；然后通常给予适当的碰撞能对选定的前体离子进行碰撞诱导，再测定该离子在第二级质量分析器中的特定产物离子 $(m/z)_2$ 的强度，以进行定量分析。MRM 模式是指同时检测两对及以上的前体离子-产物离子。两次离子选择可以降低复杂基质的干扰，降低背景噪声，提高方法的动态范围。因此，质谱的 MRM 模式具有灵敏、准确和特异性强等优点，适用于复杂体系中低浓度待测化合物的定量分析。

虚拟仿真实验教学是利用虚拟仿真技术提供一个生动、逼真、可视化、可互动的模拟实验环境的新型实验教学方法。软件利用 3D 技术为学生逼真地展现了仪器的组成和构造，同时可以利用动画等辅助资源，形象、具体地介绍仪器的工作原理等抽象概念，从而弥补了大型精密仪器设备配置数量不足、培训过程复杂等难题。学生可以在计算机环境下，利用鼠标和键盘等多种交互方式对仪器控制软件进行操作练习。

三、原理

利血平是一种吲哚型生物碱，化学结构式为 $C_{33}H_{40}N_2O_9$，由于氮原子上的孤对电子对氢离子的吸引，在质谱检测中常带正电荷，产生加合一个氢离子的准分子离子峰（前体离子）。在碎片离子（产物离子）的选择上，应选择响应强、稳定出现、结构合理的碎片离子。利血平可在适当的碰撞能条件下可产生质荷比约为 195Da 和 397Da 的碎片离子峰。

利血平的化学结构和质谱裂解方式如下：

$C_{33}H_{41}N_2O_9{}^+$
609.2807

$C_{23}H_{29}N_2O_5$ $C_{10}H_{11}O_4\cdot$
195.0657

$C_{23}H_{29}N_2O_4\cdot$ $C_{10}H_{11}O_5\cdot$
397.2127   211.0606

四、虚拟仿真软件操作

1. 仪器设备的准备 安装虚拟软件的电脑应具备 Microsoft Windows 操作系统，同时建议最低配置英特尔酷睿 i5 处理器和 2GB 显存的独立显卡。

虚拟软件所模拟的液相色谱部分为岛津 LC－20A 高效液相色谱仪，主要由输液泵、自动进样器和柱温箱组成；质谱部分为 Sciex Triple Quad 6500 三重四极杆质谱系统。仪器操作与参数设置由一台装有质谱工作站的电脑控制。

在软件主界面，可查看实验介绍、原理和操作演示视频。操作演示视频配有语音讲解，自主练习环节可根据语音提示进行操作。

2. 操作一般步骤

（1）打开虚拟软件，可观察到液相色谱－质谱联用仪的组成和构造（图7－1）。

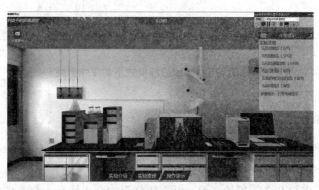

图7－1 虚拟液相色谱－质谱仪实验室

（2）利用键盘上的"W、A、S、D"键可控制观察位置；按鼠标右键可改变观察视角。当鼠标放在所需操作的模块上，点击右键，会出现操作提示，点击左键完成相应操作（图7－2）。

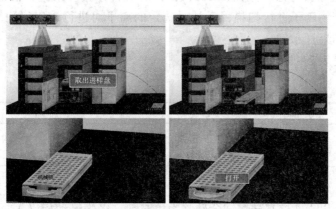

图7－2 使用鼠标打开样品盘示意图

3. 操作练习 按照提示，使用鼠标在虚拟软件中打开电脑，将光标放在自动进样器门处，打开自动进样器门，将样品放入。打开左侧液相的各模块电源开关，点击软件中电脑显示器桌面上的工作站，激活仪器。首先，进行仪器调谐操作。调谐成功后，选择合适的质谱参数确定待测化合物前体离子（Q1 MS 模式）和产物离子（Product Ion 模式，图7－3），并进一步优化选定离子对的各质谱参数（DP、CE 和 CXP 等）。激活液质连用系统，创建采集方法和待分析样品列表，进样分析。随后创建定量分析方法，对所得到的质谱采集数据进行处理。最后各设备归位，仪器关机。

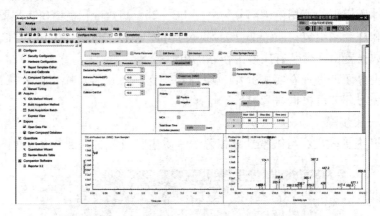

图 7-3　产物离子扫描模式下的工作界面

五、实验结果评价

使用虚拟仿真软件完成样品中利血平浓度测定的实验操作分为 6 部分进行评价，根据所完成的操作步骤进行评分。

1. 开机过程　需打开全部模块开关，并在进样盘中装入样品，打开仪器工作站软件。

2. 调谐过程　调谐是利用校正液（系列标准物质溶液）对仪器内部部件的电压和响应参数等进行调整的过程，可使仪器得到良好的灵敏度，正常的峰宽，保证正确的质量分配。

3. 建立质谱采集方法　采用 MRM 模式进行质谱采集。采集方法的建立，应分别对前体离子和产物离子进行扫描，后针对选定的离子对进行 MRM 模式下各参数的优化，得到以下结果（示例）。

质谱条件见表 7-1 所示。

表 7-1　质谱条件

Q1 Mass（Da）	Q3 Mass（Da）	DP（V）	EP（V）	CE（V）	CXP（V）
609.3	195.1	142	10	45	10
609.3	397.2	142	10	38	19

另需在方法建立页面添加液相色谱模块，并按要求设置色谱各部分参数。

色谱条件：以十八烷基硅烷键合硅胶为填充剂；水为流动相（A），甲醇为流动相（B），梯度洗脱程序见表 7-2；流速 0.4ml/min；进样量 5μl；柱温 40℃。

表 7-2　梯度洗脱程序

Time	Pump B
0	5
1	95
3	95
3.5	5
7	5

4. 查看色谱图　典型色谱图如图 7 - 4。

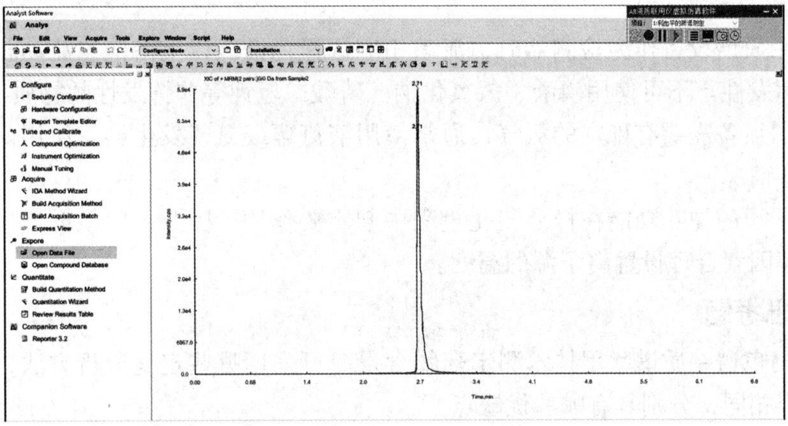

图 7 - 4　MRM 模式下的利血平色谱图

5. 数据的定量分析处理——样品中利血平浓度的测定

（1）实验样品信息　①空白溶剂；②系列已知浓度的利血平对照品溶液（2ng/ml、5ng/ml、10ng/ml、20ngml、50ng/ml）；③供试品溶液。

（2）实验结果　如表 7 - 3 所示。

表 7 - 3　实验结果

Sample name	Area
Blank	$1.897e^3$
Standard 2ppb	$1.940e^5$
Standard 5ppb	$4.886e^5$
Standard 10ppb	$9.422e^5$
Standard 20ppb	$1.656e^6$
Standard 50ppb	$3.812e^6$
Sample	$2.946e^5$

（3）计算方法　定量分析方法采用标准曲线法。标准曲线法是配制一系列已知浓度的对照品溶液，以被测物峰面积作为被测物浓度的函数作图，求得线性方程或回归方程既标准曲线。在完全相同的条件下，对待测样品进行分析，将待测样品中待测物的峰面积带入标准曲线中计算其浓度。本实验中，绘制线性范围为 2 ~ 50ng/ml 的标准曲线，求得相应供试品溶液浓度。

6. 关机过程　分别关闭虚拟软件中的各部分软硬件模块：关闭在线工作站软件；关闭数据处理软件；关闭液相色谱泵模块开关；关闭液相色谱自动进样器模块开关；关闭柱温箱模块开关；取出自动进样盘，取出样品瓶后，放回自动进样盘；关闭电脑主机。

六、注意事项

1. 使用质谱设备作为检测器时，流动相应选择色谱级以上溶液；流动相和添加剂必须具有挥发性。不可使用磷酸、氢氧化钠、磷酸二氢钾等非挥发性的物质。

2. 质谱设备需要有稳定的氮气，通常使用液氮罐或氮气发生器。使用前应注意检查氮气储备情况。

3. 离子源的加热功能在样品气化过程中起重要作用。因此，应根据流速、样品的热稳定性等因素合理设置离子源的温度。

七、思考题

1. 应用色谱－质谱联用技术测定药物含量时可采用哪些定量分析方法，它们的应用范围是否相同，分别具有哪些优缺点？

2. 简述采用 MRM 监测模式时分析方法的建立过程和注意事项。

（尹艺迪）

第八部分　相关指导原则

化学药品质量标准分析方法验证指导原则

药品质量标准分析方法验证的目的是证明建立的方法适合于相应检测要求。在建立药品质量标准、变更药品生产工艺或制剂的组分、修订原分析方法时，需对分析方法进行验证。方法验证理由、过程和结果均应记载在药品质量标准起草说明或修订说明中。

需验证的分析项目有：鉴别试验、杂质测定（限度或定量分析）、原料药或制剂中有效成分含量测定（包括特性参数和含量/效价测定，其中特性参数如药物溶出度、释放度等）。

验证内容有：专属性、准确度、精密度（包括重复性、中间精密度和重现性）、检测限、定量限、线性、范围和耐用性。在分析方法验证中，须用标准物质进行试验。由于分析方法具有各自的特点，并随分析对象而变化，因此需要视具体情况拟订验证的内容。表 8-1 中列出的分析项目和相应的验证指标可供参考。

表 8-1　检验项目与验证指标

指标	鉴别	杂质测定		含量测定 - 特性参数 - 含量或效价测定
		定量	限度	
专属性[2]	+	+	+	+
准确度	-	+	-	+
精密度 重复性	-	+	-	+
中间精密度	-	+[1]	-	+[1]
检测限	-	-[3]	+	-
定量限	-	+	-	-
线性	-	+	-	+
范围	-	+	-	+
耐用性	+	+	+	+

注：①已有重现性验证，不需验证中间精密度；②如一种方法不够专属，可用其他分析方法予以补充；③视具体情况予以验证。

方法验证内容如下。

一、专属性

专属性系指在其他成分（如杂质、降解产物、辅料等）可能存在的情况下，采用的分析方法能正确测定出被测物的能力。鉴别反应、杂质检查和含量测定方法均应考察其专属性。如方法不够专属，应采用多个方法予以补充。

1. 鉴别反应 应能区分可能共存的物质或结构相似的化合物。不含被测成分的供试品以及结构相似或组分中的有关化合物，应均呈阴性反应。

2. 含量测定和杂质测定 采用的色谱法和其他分离方法应附代表性图谱，以说明方法的专属性，并应标明诸成分在图中的位置，色谱法中的分离度应符合要求。

在杂质对照品可获得的情况下，对于含量测定，试样中可加入杂质或辅料，考察测定结果是否受干扰，并可与未加杂质或辅料的试样比较测定结果。对于杂质检查，也可向试样中加入一定量的杂质，考察杂质之间能否得到分离。

在杂质或降解产物不能获得的情况下，可将含有杂质或降解产物的试样进行测定，与另一个经验证的方法或药典方法比较结果；也可用强光照射、高温、高湿、酸（碱）水解或氧化的方法进行加速破坏，以研究可能的降解产物和降解途径对含量测定和杂质测定的影响。含量测定方法应比对两种方法的结果，杂质检查应比对检出的杂质个数，必要时可采用光电二极管阵列检测和质谱检测，进行峰纯度检查。

二、准确度

准确度系指用该方法测定的结果与真实值或参考值接近的程度，一般用回收率（%）表示。准确度应在规定的线性范围内试验，也可由所测定的精密度、线性和专属性推算出来。

在规定范围内，取同一浓度（相当于 100% 浓度水平）的供试品，用至少 6 份样品的测定结果进行评价；或设计至少 3 种不同浓度，每种浓度分别制备至少 3 份供试品溶液进行测定，用至少 9 份样品的测定结果进行评价，且浓度的设定应考虑样品的浓度范围。两种方法的选定应考虑分析的目的和样品的浓度范围。

1. 含量测定方法的准确度 原料药可用已知纯度的对照品或供试品进行测定，或用本法所测定结果与已知准确度的另一个方法测定的结果进行比较。

制剂可在处方量空白辅料中，加入已知量被测物对照品进行测定。如不能得到制剂辅料的全部组分，可向待测制剂中加入已知量的被测物进行测定，或用所建立方法的测定结果与已知准确度的另一个方法测定结果进行比较。

2. 杂质定量测定的准确度 可向原料药或制剂中加入已知量杂质对照品进行测定。如不能得到杂质对照品，可用所建立的方法与另一成熟的方法（如药典标准方法或经过验证的方法）的测定结果进行比较。

3. 数据要求 应报告已知加入量的回收率（%），或测定结果平均值与真实值之差及其相对标准偏差或置信区间（置信度一般为 95%）；对于中药应报告供试品取样量、供试品中含有量、对照品加入量、测定结果和回收率（%）计算值以及回收率（%）的相对标准偏差（RSD%）或置信区间。样品中待测定成分含量和回收率限度关系可参考表 8 – 2。在基质复杂、组分含量低于 0.01% 及多成分等分析中，回收率限度可适当放宽。

表 8 – 2　样品中待测定成分含量和回收率限度

待测定成分含量			待测定成分质量分数（g/g）	回收率限度（%）
（%）	（ppm 或 ppb）	（mg/g 或 μg/g）		
100	—	1000mg/g	1.0	98 ~ 101
10	100 000ppm	100mg/g	0.1	95 ~ 102
1	10 000ppm	10mg/g	0.01	92 ~ 105
0.1	1000ppm	1mg/g	0.001	90 ~ 108
0.01	100ppm	100μg/g	0.0001	85 ~ 110
0.001	10ppm	10μg/g	0.000 01	80 ~ 115
0.0001	1ppm	1μg/g	0.000 001	75 ~ 120
	10ppb	0.01μg/g	0.000 000 01	70 ~ 125

此表源自 AOAC《膳食补充剂和植物制品化学方法单一实验证指南》（*Guidelines for Single Laboratory Validation of Chemical Methods for Dietary Supplements and Botanicals*）。

三、精密度

精密度系指在规定的测试条件下，同一个均匀供试品，经多次取样测定所得结果之间的接近程度。精密度一般用偏差、标准偏差或相对标准偏差表示。

在相同条件下，由同一个分析人员测定所得结果的精密度称为重复性；在同一个实验室内的条件改变，如不同时间、不同分析人员、不同设备等测定结果之间的精密度，称为中间精密度；不同实验室由测定结果之间的精密度，称为重现性。

含量测定和杂质的定量测定应考虑方法的精密度。

1. 重复性　在规定范围内，取同一浓度（分析方法拟定的样品测定浓度，相当于 100% 浓度水平）的供试品，用至少 6 份的测定结果进行评价；或设计至少 3 种不同浓度，每种浓度分别制备至少 3 份供试品溶液进行测定，用至少 9 份样品的测定结果进行评价。采用至少 9 份测定结果进行评价时，浓度的设定应考虑样品的浓度范围。

2. 中间精密度　考察随机变动因素，如不同日期、不同分析人员、不同仪器对精密度的影响，应进行中间精密度试验。

3. 重现性　国家药品质量标准采用的分析方法应进行重现性试验，如通过不同实验室协同检验获得重现性结果。协同检验的目的、过程和重现性结果均应记载在起草说明中。应注意重现性试验所用样品质量的一致性及贮存运输中的环境对该一致性的影响，以免影响重现性试验结果。

4. 数据要求　均应报告标准偏差、相对标准偏差或置信区间。样品中待测定成分含量和精密度 RSD 可接受范围参考表 8 – 3（可接受范围可在给出数值 0.5 ~ 2 倍区间，计算公式，重复性：$RSD_r = C^{-0.15}$；重现性：$RSD_R = 2C^{-0.15}$，其中 C 为待测定成分含量）。在基质复杂、组分含量低于0.01%及多成分等分析中，精密度限度可适当放宽。

表8-3　样品中待测定成分含量与精密度可接受范围关系

待测定成分含量			待测定成分质量分数（g/g）	重复性（RSD$_r$%）	回收率限度（RSD$_R$%）
（%）	（ppm 或 ppb）	（mg/g 或 μg/g）			
100	—	1000mg/g	1.0	1	2
10	100 000ppm	100mg/g	0.1	1.5	3
1	10 000ppm	10mg/g	0.01	2	4
0.1	1000ppm	1mg/g	0.001	3	6
0.01	100ppm	100μg/g	0.0001	4	8
0.001	10ppm	10μg/g	0.000 01	6	11
0.0001	1ppm	1μg/g	0.000 001	8	16
	10ppb	0.01μg/g	0.000 000 01	15	32

此表源自 AOAC《膳食补充剂和植物制品化学方法单一实验证指南》（*Guidelines for Single Laboratory Validation of Chemical Methods for Dietary Supplements and Botanicals*）。

四、检测限

检测限系指试样中被测物能被检测出的最低量。检测限仅作为限度试验指标和定性鉴别的依据，没有定量意义。常用的方法如下。

1. 直观法　用已知浓度的被测物，试验出能被可靠地检测出的最低浓度或量。

2. 信噪比法　用于能显示基线噪声的分析方法，即把已知低浓度试样测出的信号与空白样品测出的信号进行比较，计算出能被可靠地检测出的被测物质最低浓度或量。一般以信噪比为3∶1时相应浓度或注入仪器的量确定检测限。

3. 基于响应值标准偏差和标准曲线斜率法　按照 $LOD = 3.3\delta/S$ 公式计算。式中 LOD 为检测限；δ 为响应值的偏差；S 为标准曲线的斜率。

δ 可以通过下列方法测得：①测定空白值的标准偏差；②标准曲线的剩余标准偏差或是截距的标准偏差。

4. 数据要求　上述计算方法获得的检测限数据须用含量相近的样品进行验证。应附测定图谱，说明试验过程和检测限结果。

五、定量限

定量限系指试样中被测物能被定量测定的最低量，其测定结果应符合准确度和精密度要求。对微量或痕量药物分析、定量测定药物杂质和降解产物时，应确定方法的定量限。常用的方法如下。

1. 直观法　用已知浓度的被测物，试验出能被可靠地定量测定的最低浓度或量。

2. 信噪比法　用于能显示基线噪声的分析方法，即将已知低浓度试样测出的信号与空白样品测出的信号进行比较，计算出能被可靠地定量的被测物质的最低浓度或量。一般以信噪比为10∶1时相应浓度或注入仪器的量确定定量限。

3. 基于响应值标准偏差和标准曲线斜率法 按照 $LOQ = 10\delta/S$ 公式计算。式中 LOQ 为定量限；δ 为响应值的偏差；S 为标准曲线的斜率。

δ 可以通过下列方法测得：①测定空白值的标准偏差；②采用标准曲线的剩余标准偏差或是截距的标准偏差。

4. 数据要求 上述计算方法获得的定量限数据须用含量相近的样品进行验证。应附测试图谱，说明测试过程和定量限结果，包括准确度和精密度验证数据。

六、线性

线性系指在设计的范围内，线性试验结果与试样中被测物浓度直接呈比例关系的能力。

应在设计的范围内测定线性关系。可用同一对照品贮备液经精密稀释，或分别精密称取对照品，制备一系列对照品溶液的方法进行测定，至少制备 5 个不同浓度水平。以测得的响应信号作为被测物浓度的函数作图，观察是否呈线性，再用最小二乘法进行线性回归。必要时，响应信号可经数学转换，再进行线性回归计算，或者可采用描述浓度 – 响应关系的非线性模型。

数据要求：应列出回归方程、相关系数、残差平方和、线性图（或其他数学模型）。

七、范围

范围系指能达到精密度、准确度和线性要求时的高低限浓度或量的区间。

范围应根据分析方法的具体应用和线性、准确度、精密度结果和要求确定。原料药和制剂含量测定，范围一般为测试浓度的 80% ~ 120%；制剂含量均匀度检查，范围一般为测试浓度的 70% ~ 130%，特殊剂型如气雾剂和喷雾剂，范围可适当放宽；溶出度或释放度中的溶出量测定，范围一般为限度的 ±30%，如规定了限度范围，则应为下限的 −20% 至上限的 +20%；杂质测定，范围应根据初步实际测定数据，拟订为规定限度的 ±20%。如果一个试验同时进行含量测定和纯度检查，且仅使用 100% 的对照品，线性范围应覆盖杂质的报告水平至规定含量的 120%。

八、耐用性

耐用性系指在测定条件有小的变动时，测定结果不受影响的承受程度，为所建立的方法用于常规检验提供依据。开始研究分析方法时，就应考虑其耐用性。如果测试条件要求苛刻，则应在方法中写明，并注明可以接受变动的范围，可以先采用均匀设计确定主要影响因素，再通过单因素分析等确定变动范围。典型的变动因素有被测溶液的稳定性、样品的提取次数、时间等。液相色谱法中典型的变动因素有流动相的组成和 pH 值、不同品牌或不同批号的同类型色谱柱、柱温、流速等。气相色谱法变动因素有不同品牌或批号的色谱柱、不同类型的担体、载气流速、柱温、进样口和检测器温度等。

经试验，测定条件小的变动应能满足系统适用性试验要求，以确保方法的可靠性。

（戴　平）

参考文献

［1］ 中国食品药品检定研究院.《中国药品检验标准操作规范》［M］. 北京：中国医药科技出版社，2019.

［2］ 柴逸峰，邸欣. 分析化学［M］. 8 版. 北京：人民卫生出版社，2016.

［3］ 宋敏. 药物分析实验与指导［M］. 4 版. 北京：中国医药科技出版社，2020.

［4］ 杭太俊. 药物分析［M］. 北京：人民卫生出版社，2016.

［5］ 孙立新. 药物分析［M］. 北京：人民卫生出版社，2014.

［6］ 周燕文，陈丽，兰聪贤. 人血浆中水杨酸的测定及阿司匹林的人体药物动力学研究［J］. 华西药学杂志，2008，23（5）：572－574.

［7］ 邓鸣，张淑芬，牛坤，等. HPLC 法测定人血浆中对乙酰氨基酚浓度［J］. 中国药事，2008，22（5）：402－404.

［8］ 徐勤，邓立东，邓航. 高效液相测定加替沙星在大鼠体内的组织分布［J］. 安徽医科大学学报，2004，39（3）：235－238.

［9］ 郑亚娟，彭秋实，马义虔，等. 鱼腥草化学成分的研究进展［J］. 广东化工，2017，44（17）：85－86.